国家卫生健康委员会"十四五"规划教材

全国高等学校配套教材

供本科护理学类专业用

妇产科护理学
实践与学习指导

主　编　陆　虹　安力彬

副主编　顾　炜　耿　力　薄海欣　潘颖丽

编　者　（以姓氏笔画为序）

王艳红（兰州大学护理学院）　　　　　　茅　清（厦门医学院护理学系）

王爱华（潍坊医学院护理学院）　　　　　周英凤（复旦大学护理学院）

朱　秀（北京大学护理学院）（兼秘书）　周晓华（大连大学护理学院）

任建华（四川大学华西第二医院）　　　　秦春香（中南大学湘雅三医院）

刘　巍（哈尔滨医科大学附属第二医院）　耿　力（华中科技大学同济医学院附属协和医院）

安力彬（大连大学护理学院）　　　　　　顾　炜（西安交通大学医学部）

何平平（南华大学护理学院）　　　　　　高玲玲（中山大学护理学院）

张英艳（齐齐哈尔医学院护理学院）　　　康　健（南京中医药大学护理学院）

陆　虹（北京大学护理学院）　　　　　　潘颖丽（中国医科大学附属第四医院）

陈　丹（湖南师范大学医学院）　　　　　薄海欣（北京协和医院）

人民卫生出版社
·北京·

图书在版编目（CIP）数据

妇产科护理学实践与学习指导 / 陆虹，安力彬主编
. —北京：人民卫生出版社，2022.11（2025.4 重印）
ISBN 978-7-117-33922-3

Ⅰ.①妇…　Ⅱ.①陆…②安…　Ⅲ.①妇产科学–护
理学–高等学校–教学参考资料　Ⅳ.①R473.71

中国版本图书馆 CIP 数据核字（2022）第 201989 号

人卫智网	www.ipmph.com	医学教育、学术、考试、健康，购书智慧智能综合服务平台
人卫官网	www.pmph.com	人卫官方资讯发布平台

妇产科护理学实践与学习指导
Fuchanke Hulixue Shijian yu Xuexi Zhidao

主　　编：陆　虹　安力彬
出版发行：人民卫生出版社（中继线 010-59780011）
地　　址：北京市朝阳区潘家园南里 19 号
邮　　编：100021
E - mail：pmph @ pmph.com
购书热线：010-59787592　010-59787584　010-65264830
印　　刷：三河市潮河印业有限公司
经　　销：新华书店
开　　本：850×1168　1/16　　印张：9.5
字　　数：294 千字
版　　次：2022 年 11 月第 1 版
印　　次：2025 年 4 月第 3 次印刷
标准书号：ISBN 978-7-117-33922-3
定　　价：39.00 元
打击盗版举报电话：010-59787491　E-mail：WQ @ pmph.com
质量问题联系电话：010-59787234　E-mail：zhiliang @ pmph.com
数字融合服务电话：4001118166　E-mail：zengzhi @ pmph.com

本书是与全国高等学校本科护理学类专业第7版教材《妇产科护理学》配套使用的教学指导用书,内容包括教学实践和学习指导两部分。为便于师生双方明确学习主教材各章节及其临床实践的要求,也为适应在职人员的学习特点,方便自学,激发学生自主学习热情,培养主动发现问题、解决问题的能力;同时协助教师为学生提供有效临床学习环境,也为辅助教学活动提供建议和思路。

全书的第一部分按产科护理、妇科护理及计划生育内容组织有关临床实践的安排建议,教师可以根据本专业的培养目标及教学条件等创造性地安排临床实践,以确保学生的专业情感、专业认知和专业技能达到预期目标。

第二部分按主教材的章节陈列各章的练习题,学生通过完成练习题的方法,可以随时自我评价、及时调整学习计划,达到最佳的学习效果。教师也可以参考、使用相关章节的练习题,根据教学实践效果,制订授课计划、组织有效的学习辅导活动,以保证教学效果。

练习题的编排是为判断理论学习的效果,同时也为适应"护士执业资格考试"的需要,编者们围绕主教材的内容,列有5类题包括8种题型为学习者提供反复练习的机会。不同题型的测试内容稍微有重复,以此提示学生同样的内容可以不同题型出现。学生必须认真审题,分别按要求回答,切忌死记硬背。

1. 名词解释　要求规范、简单、明确地答出术语名词的基本概念。

2. 选择题

(1) A1型题(单句型最佳选择题):每道题由1个题干和5个备选答案组成,要求学生从中选出1个最佳答案。

(2) A2型题(病历摘要型最佳选择题):试题由1个简要病历作为题干,由5个备选答案组成,要求学生从中选出1个最佳答案。

(3) A3型题(病历组型最佳选择题):试题叙述一个以病人为中心的临床情景;随后提出2~3个相关问题,每个问题均与临床情景有关,但测试要点不同,且问题之间相互独立。要求学生从中选出一个最佳答案。

(4) A4型题(病历串型最佳选择题):题干是一个病历,随后提3~4个相关问题,问题之间相互独立,即每个问题都是单句型最佳选择题。逐步增加新信息。每个问题既与题干有关,又与新增加的信息有关。学生按要求从中选出一个最佳答案。

3. 简答题　学生按问题要求以条目方式扼要、重点回答。回答问题时条目内容必须具有独立性和完整性,避免将同样含义的内容拆为几条以凑数方式答题。

4. 论述题　要求以文字叙述的方式对问题进行解答。在一定程度上可反映学生对知识掌握的广度和深度、灵活运用知识的水平、分析问题和文字表达的能力。因此,在叙述时要注意有针对性,仔细审题,切忌答非所问;要注意全面性,应全面回答相关要点,不要遗漏,也不能漫无边际;还要注意条理性:即重点突出、条理清晰、逻辑性强、举例恰当、分析有据、文字通顺。

5. 案例分析　模拟临床情境,按要求解答,用以考查学生在临床工作中所应该具备的知识、技能、思维方式和对知识的综合应用能力。此题型在一定程度上反映学生应用理论知识分析问题和应用护理程序为病人提供整体护理的能力。

全书内容简明扼要,实用性强,主要适用于本科护理学类专业学生,也适用于在职教育、自考教育的师生。

配套教材的建设一直是专业教材建设的重要组成部分,尽管全体编者都竭尽所能,但受水平、能力和经验所限制,书中肯定还有错误和不妥之处,诚请读者给予批评指正,以推动高质量配套教材的建设。

陆　虹　安力彬

2022 年 10 月

目 录

NURSING

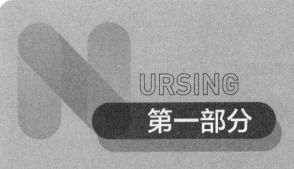

第一部分

教学实践

一、产　科

【教学地点】

产前门诊、产科病房、产房、妇幼保健机构、社区卫生保健机构。

【参考学时】

9~15 学时。

【教学目标】

在带教老师的指导下,学生通过教学实践,将能够:

1. 判断不同孕周的孕妇。
2. 识别正常孕妇常见的孕期症状并提供相应护理。
3. 为孕 / 产妇提供孕期 / 产褥期保健指导。
4. 识别高危妊娠个案,并能运用护理程序进行整体护理。
5. 介绍产科常用的护理技术及器具。
6. 正确执行产科常用的护理技术。

【教学内容】

1. 孕产妇的主要生理及心理变化特点。
2. 产前检查的程序及内容。
3. 孕产期常见症状及保健指导。
4. 产程的分期及护理。
5. 高危孕产妇的管理。
6. 产科常用护理技术及器具。

【教学评价】

1. 为正常及异常妊娠妇女提供健康宣教与卫生指导。
2. 按护理程序护理 1~2 例产妇,参与接产及产后护理过程。
3. 按护理程序管理 1~2 例高危孕产妇。
4. 参与妊娠期、分娩期及产褥期妇女的临床护理,完成护理病历 / 护理病程记录 1 份。
5. 正确完成指定的产科护理技术。

二、妇　　科

【教学地点】

妇科门诊、妇科病房、妇幼保健机构、社区卫生保健机构。

【参考学时】

6~12 学时。

【教学目标】

在带教老师的指导下,学生通过教学实践,将能够:
1. 正确评估护理对象的健康史。
2. 正确演示妇科检查步骤。
3. 识别妇科常见疾病病人的临床表现、常用的治疗药物及其作用。
4. 介绍常见妇科诊疗、护理技术及其临床意义。
5. 描述妇科常见手术的类型、术前准备及术后护理要点。
6. 为妇科常见疾病病人提供整体护理。
7. 识别妇科手术常见并发症及其防治措施。

【教学内容】

1. 妇科检查的步骤及注意事项。
2. 与护理对象进行有效沟通交流。
3. 常见妇科疾病病人的临床表现、处理原则。
4. 妇科常用药物的配制与疗效观察。
5. 妇科手术病人的护理。
6. 妇科常用的诊疗、护理技术及器具。

【教学评价】

1. 书写一份妇科门诊病历。
2. 按护理程序管理 1~2 例妇科住院病人,书写一份护理病程记录。
3. 为一名接受妇科手术的病人进行术前准备 / 术后护理。

三、计 划 生 育

【教学地点】

计划生育门诊、计划生育病房、社区卫生服务中心或妇幼保健机构。

【参考学时】

3~9 学时。

【教学目标】

在带教老师的指导下,学生通过教学实践,将能够:

1. 正确宣传我国计划生育政策。
2. 识别常用的避孕器具及人工流产所用器械。
3. 比较常用避孕方法的优缺点。
4. 为育龄夫妇提供安全、有效的计划生育指导及健康宣教。
5. 为计划绝育的妇女提供咨询服务及健康指导。
6. 为避孕失败的妇女提供咨询、指导服务。

【教学内容】

1. 计划生育宣传、咨询与指导。
2. 常用避孕方法及护理。
3. 女性绝育方法及护理。
4. 避孕失败补救措施及护理。

【教学评价】

1. 开展计划生育宣传,完成一份宣传资料(形式、场所与参与对象不限)。
2. 为育龄夫妇提供计划生育咨询与指导。
3. 至少参与护理一例人工流产(负压吸引/药物)病人。
4. 利用实物,讲述避孕工具及避孕药物的使用方法。

第二部分

NURSING

学习指导

第一章 绪 论

练习题

一、选择题

A1 型题

1. 我国第一所国立助产学校开办于

    A. 1921 年   B. 1929 年   C. 1939 年   D. 1945 年   E. 1949 年

2. 我国现存最早的中医妇产科专著是

    A.《素问》   B.《脉经》

    C.《妇人方》   D.《经效产宝》

    E.《妇人大全良方》

3. 开展以家庭为中心的产科护理,出院前,护士应使产妇及其家庭具备以下条件,但**不包括**

    A. 父母及责任护士间具有良好的相互信赖关系   B. 产妇无异常情况

    C. 父母对护理新生儿具有信心   D. 家庭中具有良好的相互信赖关系

    E. 减轻家庭的经济负担

4. 下列关于妇产科护理学特点的描述,**不正确**的是

    A. 妇科疾病和产科疾病可相互影响,但不受其他系统疾病影响

    B. 实践性很强

    C. 强调理论联系实际

    D. 注意保护病人隐私

    E. 与"健康中国战略"的实施紧密相连

5. 世界上最早将妇产科作为独立学科并开展专科教育的国家是

    A. 美国   B. 英国   C. 中国   D. 德国   E. 埃及

6.《孕妇和助产士的玫瑰园》作为最早的印刷版助产士教材出版于

    A. 13 世纪   B. 14 世纪   C. 15 世纪

    D. 16 世纪   E. 17 世纪

二、案例分析

护士张某在门诊工作时见到一位来就诊的孕妇,她见孕妇有些焦急,表情时而痛苦,就赶紧上前小声询问,得知孕妇38岁,二次妊娠,孕29周,突然出现阵发性腹痛半天伴有少量阴道流血。张护士安排孕妇坐好,立即跟医生和候诊人员协商,安排孕妇提前检查,并协助其躺在检查床上。

请思考:

1. 张护士的做法体现了妇产科护理实践的哪些特点?

2. 为孕妇检查时,张护士应该如何做?

参考答案

一、选择题

A1 型题

1. B　　2. D　　3. E　　4. A　　5. C　　6. D

二、案例分析

1. 张护士主动与孕妇沟通,说话声音小,体现对孕妇尊重、注意保护隐私;考虑孕妇高龄且二胎,腹部阵发性疼痛伴有阴道流血,判断可能会出现早产,体现理论联系实践,具有逻辑思维和评判性思维能力;观察细心、及时采取措施并协助其躺在检查床上,体现了良好的职业素养和人文关怀。

2. 为该孕妇做检查时,营造比较私密的问诊和检查环境,请其他孕妇回避,检查时应用屏风进行遮挡,保护孕妇的隐私。

(安力彬)

第二章　女性生殖系统解剖与生理概述

练习题

一、名词解释

1. 月经

2. 月经周期

3. 排卵

4. 下丘脑 - 垂体 - 卵巢轴

二、选择题

(一) A1 型题

1. 关于女性外生殖器的描述,**错误**的是

　A. 青春期阴阜皮肤开始生长阴毛,呈尖端向上的三角形

　B. 外生殖器包括阴阜、大阴唇、小阴唇、阴蒂和阴道前庭

　C. 阴道前庭为两侧小阴唇之间的菱形区域

　D. 前庭大腺开口于前庭后方小阴唇与处女膜之间的沟内

　E. 正常情况检查时不能触及前庭大腺

2. 关于阴道穹窿,与临床诊疗关系密切的是

　A. 左侧穹窿　　　　　　　B. 右侧穹窿　　　　　　　C. 两侧穹窿

　D. 前穹窿　　　　　　　　E. 后穹窿

3. 关于子宫形态的描述,正确的是

　A. 位于腹腔中央　　　　　　　　　　　　B. 呈梨形

C. 宫体与宫颈的比例因年龄而异 　　　　D. 宫颈外口形态与分娩无关

E. 子宫腔为下宽上窄的三角形

4. 输卵管由内向外依次可分为

A. 峡部、间质部、壶腹部、伞部 　　　　B. 伞部、壶腹部、峡部、间质部

C. 间质部、壶腹部、伞部、峡部 　　　　D. 峡部、伞部、间质部、壶腹部

E. 间质部、峡部、壶腹部、伞部

5. 关于卵巢,下列描述**错误**的是

A. 具有生殖和内分泌功能 　　　　　　B. 卵巢组织分为皮质和髓质

C. 髓质在卵巢中心,有卵泡 　　　　　　D. 表面无腹膜

E. 成年妇女卵巢约 4cm×3cm×1cm 大小,重 5~6g

6. 女性内、外生殖器的血液供应来源除了卵巢动脉、子宫动脉、阴道动脉外,还包括

A. 外阴动脉　　　　　B. 阴部内动脉　　　　　C. 髂外动脉

D. 腹壁下动脉　　　　E. 髂内动脉

7. 关于骨盆的组成,正确的是

A. 骨盆由骶骨、耻骨和左右髋骨组成 　　B. 骨盆由骶骨、尾骨和左右髋骨组成

C. 髋骨由髂骨和耻骨组成 　　　　　　D. 髋骨由髂骨和坐骨组成

E. 骨盆由骶骨、尾骨和坐骨组成

8. 真假骨盆的分界线是

A. 耻骨联合上缘,髂耻缘及骶岬中部的连线 　　B. 耻骨联合上缘,髂耻缘及骶岬上缘的连线

C. 耻骨联合下缘,髂耻缘及骶岬上缘的连线 　　D. 耻骨联合下缘,髂嵴及骶岬上缘的连线

E. 耻骨联合上缘,髂耻缘及骶岬中部的连线

9. 在施行附件切除或结扎子宫动脉时,最易损伤的邻近器官是

A. 尿道　　　　B. 膀胱　　　　C. 输尿管　　　　D. 直肠　　　　E. 阑尾

10. 下列属于女性青春期的重要标志是

A. 卵泡开始发育 　　　　　　　　　B. 出现周期性排卵

C. 月经初潮 　　　　　　　　　　　D. 第一性征开始发育

E. 第二性征开始发育

11. 关于雌激素的作用,下列说法正确的是

A. 有升高体温的作用 　　　　　　　　B. 能抑制输卵管蠕动

C. 使阴道上皮角化现象消失 　　　　　　D. 使宫颈黏液分泌减少变稠

E. 促进乳腺发育,使乳腺管增生

12. 下列**不是**孕激素生理作用的是

A. 促进水钠排泄 　　　　　　　　　　B. 促进蛋白质合成

C. 通过中枢神经有升温作用 　　　　　　D. 使阴道上皮脱落加快

E. 抑制子宫收缩

（二）A2 型题

1. 女,15 岁,骑自行车时不慎发生骑跨伤,最易发生血肿的部位是

A. 阴阜　　　B. 大阴唇　　　C. 小阴唇　　　D. 阴蒂　　　E. 阴道前庭

2. 女,24 岁,健康,月经周期规律,每 34d 一次,其排卵时间约在月经周期的

A. 第 7d　　　B. 第 14d　　　C. 第 17d　　　D. 第 20d　　　E. 第 24d

3. 女,26 岁,月经周期为 28d,现在是月经干净后第 8d。宫颈黏液涂片显示典型羊齿植物叶状结晶,表明其处于

A. 月经期　　　B. 月经前期　　　C. 排卵后期　　　D. 妊娠期　　　E. 接近排卵期

4. 女,32 岁,4 年前经阴道分娩一子,则其宫颈口形状最可能是

    A. 圆形   B. 横椭圆形   C. 横裂状   D. 纵椭圆形   E. 竖裂状

5. 女,49 岁,卵巢功能逐渐减退,月经不规则,生殖器官开始萎缩,则其正处于人生的

    A. 绝经后期   B. 绝经过渡期   C. 性成熟期

    D. 青春期   E. 儿童期

（三）A3 型题

（1~3 题共用题干）

某健康妇女的月经周期可以被描述成 $13\frac{3\sim5}{29}$,末次月经是在 10 月 21 日。

1. 她的月经周期是

    A. 3~5d   B. 13d   C. 24~26d   D. 28d   E. 29d

2. 她的初潮年龄是

    A. 3~5 岁   B. 13 岁   C. 24 岁   D. 29 岁   E. 30 岁

3. 公式中的"3~5"是指该妇女的

    A. 月经周期   B. 结婚年龄   C. 月经持续时间

    D. 初潮年龄   E. 生育年龄

三、简答题

1. 简述子宫韧带及其作用。

2. 简述正常月经的临床表现。

3. 简述雌激素的主要生理功能。

4. 简述子宫内膜的周期性变化。

5. 简述月经周期的调节。

四、案例分析

1. 某女士,27 岁,因"婚后正常性生活,3 年未孕",于 2021 年 6 月 4 日就诊。自述结婚 3 年,未避孕。平素月经规律,$12\frac{5\sim6}{26\sim28}$,LMP:2021 年 5 月 27 日,$G_0P_0$。既往身体健康,无手术史、家族遗传病史及过敏史。查体:T 36.3℃,P 70 次 /min,R 18 次 /min,BP 120/70mmHg;乳房等第二性征发育正常,心、肺听诊无异常,腹部检查无异常。妇科检查:外阴发育正常,已婚未产型,阴毛分布正常,阴道通畅,分泌物不多,白色,无异味,宫颈正常大小、光滑,无宫颈抬举痛及摇摆痛,宫体前倾前屈位,正常大小,质中,活动度良好,无压痛,双侧附件区未触及异常。

请思考:

（1）根据该女士妇科检查结果,分析不孕原因可能与哪些生殖器官有关?

（2）该女士的月经初潮年龄、月经周期及经期分别是多少?

（3）若该女士想自我监测排卵,除观察白带外较简便的方法是什么?

2. 某女士,28 岁,已婚,临床诊断疑似"输卵管异位妊娠破裂"。

请思考:

（1）若发生异位妊娠破裂,血液最可能积聚在哪里? 为什么?

（2）若进行诊断性穿刺,应选择哪个穿刺部位? 为什么?

3. 某女士,49 岁,近 3 个月经常出现心悸、烦躁、易激动,于 2021 年 6 月 4 日就诊。既往身体健康。月经史:$13\frac{8\sim9}{35}$,经量较多,有血块,LMP:2021 年 5 月 4 日;婚育史:已婚,育有 1 子。体格检查未见异常,心电图正常。

请思考:

（1）该女士出现的症状和体征可能是什么原因所致?

（2）若为该女士做妇科检查,其宫颈黏液的性状和镜下所见最可能是什么? 依据是什么?

参考答案

一、名词解释

1. 月经:指伴随卵巢周期性变化而出现的子宫内膜周期性脱落及出血。

2. 月经周期:两次月经第 1d 的间隔时间。

3. 排卵:随着卵泡的发育成熟,其逐渐向卵巢表面移行并向外突出,当接近卵巢表面时,该处表面细胞变薄,最后破裂,出现排卵。

4. 下丘脑-垂体-卵巢轴:月经周期的调节主要涉及下丘脑、垂体和卵巢,三者之间相互调节、相互影响,形成一个完整而协调的神经内分泌系统。

二、选择题

(一)A1 型题

1. A　　2. E　　3. C　　4. E　　5. C　　6. B　　7. B　　8. B　　9. C　　10. C
11. E　　12. B

(二)A2 型题

1. B　　2. D　　3. E　　4. C　　5. B

(三)A3 型题

1. E　　2. B　　3. C

三、简答题

1. 子宫韧带共有 4 对:①阔韧带:维持子宫在盆腔的正中位置;②圆韧带:维持子宫前倾位置;③主韧带:固定子宫颈正常位置;④宫骶韧带:间接保持子宫于前倾位置。

2. 正常月经具有周期性。出血第 1d 为月经周期的开始,两次月经第 1d 的间隔时间,称为月经周期。一般为 21~35d,平均 28d。每次月经的持续时间,称为经期,一般为 2~8d,平均 4~6d。每次月经的总失血量,称为经量,正常为 20~60ml,超过 80ml 为月经过多。

月经属生理现象,多数女性无特殊不适,但由于盆腔充血及前列腺素的作用,部分女性可出现下腹及腰骶部下坠不适或子宫收缩痛,并可出现恶心、呕吐、腹泻等胃肠功能紊乱症状。少数女性可有头痛及轻度神经系统不稳定症状(失眠、精神忧郁、易于激动等)。

3. 雌激素的主要生理功能有:①对生殖系统的作用:促进和维持子宫发育,增加子宫平滑肌对缩宫素的敏感性;促进子宫内膜增生和修复;使子宫颈口松弛,宫颈黏液分泌增加、性状变稀薄;促进输卵管上皮细胞的分泌活动,增强输卵管节律性收缩的振幅;促进阴道上皮细胞的增生、分化、成熟及角化,使细胞内糖原增加;协同促性腺激素促使卵泡发育;促进外生殖器发育。②对第二性征的作用:促进乳腺管增生,乳头、乳晕着色;促进其他第二性征发育。③代谢作用:促进体内水钠潴留,降低循环中胆固醇水平,维持和促进骨基质代谢。④调节作用:通过对下丘脑和垂体的正负反馈调节,控制促性腺激素的分泌。

4. 以一个正常月经周期 28d 为例,子宫内膜周期性变化为:

(1)增殖期:月经周期的第 5~14d,与卵巢周期中的卵泡期相对应。在雌激素影响下,内膜上皮、腺体、间质及血管增殖,内膜逐渐生长变厚,由 0.5mm 增生至 3~5mm。

(2)分泌期:月经周期的第 15~28d,与卵巢周期中的黄体期对应。排卵后,卵巢内形成黄体,分泌雌激素与孕激素,使子宫内膜在增殖期的基础上继续增厚,血管迅速增加,更加弯曲,间质疏松、水肿,腺体增大,出现分泌现象。至月经周期的第 24~28d,子宫内膜可厚达 10mm,呈海绵状。

(3)月经期:月经周期的第 1~4d。由于卵子未受精,黄体功能衰退,雌、孕激素水平骤然下降。子宫内膜螺旋小动脉开始节律性和阵发性收缩、痉挛,血管远端的管壁及所供应的组织缺血、缺氧,继而发生缺血性局灶性坏死,坏死的子宫内膜功能层从基底层崩解剥落,与血液一起排出,表现为月经来潮。

5. 月经周期主要受下丘脑-垂体-卵巢轴的调节。黄体萎缩后,体内雌、孕激素和抑制素 A 水平降至最低,对下丘脑和垂体的抑制解除,下丘脑又开始分泌 GnRH,通过垂体门脉系统输送到垂体前叶,使垂

FSH 分泌增加,促进卵泡发育,分泌雌激素,子宫内膜发生增殖期变化。随着雌激素水平增高,其对下丘脑的负反馈作用增强,抑制下丘脑 GnRH 的分泌,加之抑制素 B 的作用,使垂体 FSH 分泌减少。随着卵泡发育,成熟卵泡分泌雌激素达 200pg/ml,并持续 48h 以上,其对下丘脑和垂体产生正反馈作用,形成 FSH 与 LH 高峰,促使成熟卵泡排卵。

排卵后,循环中 FSH 和 LH 水平急剧下降,在少量 FSH 和 LH 作用下,黄体形成并逐渐发育成熟。黄体主要分泌孕激素及少量雌二醇,使子宫内膜发生分泌期变化。排卵后第 7~8d 循环中孕激素水平达高峰,雌激素也达到又一高峰,雌、孕激素及抑制素 A 的共同负反馈作用促使垂体 FSH 与 LH 的分泌减少,黄体逐渐萎缩,雌、孕激素分泌减少,子宫内膜失去性激素支持,发生剥脱而月经来潮。雌、孕激素及抑制素 A 的减少解除了对下丘脑和垂体的负反馈抑制,FSH 分泌增加,卵泡开始发育,下一个月经周期重新开始,如此周而复始。

四、案例分析

1. (1) ①输卵管(是否通畅),②卵巢(是否排卵)。

(2) 初潮年龄 12 岁,月经周期 26~28d,经期 5~6d。

(3) 基础体温测定。

2. (1) 直肠子宫陷凹。原因:该部位为盆腔最低点。

(2) 阴道后穹窿。后穹窿最深,与盆腔最低的直肠子宫陷凹紧密相邻,故可经此处进行穿刺或引流。

3. (1) 可能原因为卵巢功能减退,雌激素水平降低所致。

(2) 宫颈黏液稀薄,拉丝度较好,镜下可能见到羊齿植物叶状结晶。依据:根据月经情况描述,该女士处于月经周期的分泌期(月经来潮前 1 周)。但该女士 49 岁,处于绝经过渡期,此期卵巢功能衰竭,卵泡不能发育成熟及排卵,无孕激素分泌,在雌激素的影响下,宫颈黏液呈增殖期改变。

(周晓华)

第三章 健康史采集与健康评估

练习题

一、名词解释

1. 盆腔检查

2. 双合诊

3. 三合诊

二、选择题

(一) A1 型题

1. 护士书写末次月经时,可将"末次月经"缩写为

A. PMP   B. GMP   C. LMP   D. PML   E. GPT

2. 护士对病人进行常规盆腔检查时,病人一般采用的体位是

A. 平卧位   B. 膀胱截石位   C. 膝胸卧位

D. 臀高头低位   E. 自由体位

3. 下列称之为三合诊的是

A. B 超、阴道、腹部联合检查   B. 腹部、阴道、直肠联合检查

C. 超声、阴道镜、腹部联合检查   D. 直肠、腹部、阴道镜联合检查

E. B 超、阴道镜、直肠联合检查

4. 下面有关直肠 - 腹部诊的说法,**错误**的是

A. 适用于阴道闭锁者   B. 适用于无性生活史的病人

C. 是盆腔检查的首选方法　　　　　　　　　D. 适用于经期不宜做双合诊者

E. 一手指伸入直肠,另一手腹部配合触诊

5. 下列关于妇科检查的描述,**不正确**的是

A. 妇科检查前一般先进行腹部检查　　　　B. 正常月经期应避免检查

C. 所有病人常规行阴道窥器检查　　　　　D. 阴道闭锁病人适宜行直肠 - 腹部诊

E. 男护士查病人应有女医护人员在场

6. 护士正确采集宫颈外口鳞 - 柱交界部脱落细胞或宫颈分泌物标本的方法是通过

A. 外阴部检查　　　　　　　　　　　　　B. 三合诊

C. 双合诊　　　　　　　　　　　　　　　D. 阴道窥器检查

E. 直肠 - 腹部诊

7. 关于双合诊检查的描述,正确的是

A. 一手指置于直肠,另一手腹部配合查　　B. 病人检查前应保持膀胱充盈

C. 正常输卵管偶可扪及　　　　　　　　　D. 扪诊宫体位置、大小、形状等

E. 正常情况下均可扪到卵巢

(二) A2 型题

1. 某病人,护士询问其婚育史为足月产 2 次,无早产,流产 3 次,现存子女 1 人,护士应记录生育史为

A. 0-1-3-2　　　B. 2-0-3-1　　　C. 1-2-0-3　　　D. 2-3-1-0　　　E. 0-1-2-3

2. 护士询问病人的婚育史,2018 年孕 50d 时人工流产 1 次,2019 年孕 8 周时自然流产 1 次,下列说法正确的是

A. 孕 2 产 2　　　B. 孕 2 产 1　　　C. 孕 2 产 0　　　D. 孕 1 产 0　　　E. 孕 0 产 0

3. 30 岁女性,自述有多个性伴侣,想来医院行人乳头瘤病毒检测,护士解释是做下列哪项检查时采集标本

A. 双合诊检查　　　　　　　B. 三合诊检查　　　　　　　C. 阴道窥器检查

D. 直肠 - 腹部诊　　　　　　E. 腹部检查

4. 某女士,45 岁,因体检发现"宫颈癌"收住院。护士对其进行评估,下列属于心理社会评估内容的是

A. 询问病人有无不洁性生活史　　　　　　B. 了解病人的生育、节育情况

C. 询问病人对治疗和护理的期望和感受　　D. 询问病人家族成员有无遗传病、传染病史

E. 询问病人饮食、营养、睡眠等

(三) A3 型题

(1~2 题共用题干)

王女士,35 岁,婚后 2 年未孕。在家中老人的催促下,与丈夫一起来医院就诊。丈夫相关不育检查结果显示皆正常。妻子就诊不孕症专科。

1. 采集该女性健康史时,下列**不属于**健康史采集内容的是

A. 现病史　　　B. 月经史　　　C. 婚育史　　　D. 既往史　　　E. 骨盆测量

2. 为该女士进行妇科阴道窥器检查时,应注意的事项**不包括**

A. 选择大小适合的窥器　　　　　　　　　B. 清洗并消毒外阴

C. 阴道窥器进入阴道后,边推进边旋转　　D. 完全暴露宫颈、阴道壁和穹窿部

E. 阴道窥器取出时张开两叶

三、简答题

1. 简述月经史的问诊内容。

2. 简述进行盆腔检查时的基本要求。

四、案例分析

陈女士,58 岁,G_5P_3。2 年前自己发现阴道口有肿块脱出,长时间站立后肿块脱出明显,伴下腹、腰背酸

痛不适。已绝经 10 年,既往身体健康。

请思考:

(1) 作为接诊护士,在身体评估前应采集哪些方面健康史资料?

(2) 陈女士进行盆腔检查后,护士如何为其记录盆腔检查结果?

参考答案

一、名词解释

1. 盆腔检查:为妇科特有的检查,又称为妇科检查,检查部位包括外阴、阴道、宫颈、宫体及双侧附件。

2. 双合诊:是盆腔检查中最重要的项目。检查者一手示指和中指涂擦润滑剂后伸入阴道内,另一手放在腹部配合检查,称为双合诊检查。

3. 三合诊:经直肠、阴道、腹部联合检查,称为三合诊。检查者一手示指放入阴道,中指插入直肠,另一手放在腹部配合检查。

二、选择题

(一) A1 型题

1. C　　2. B　　3. B　　4. C　　5. C　　6. D　　7. D

(二) A2 型题

1. B　　2. C　　3. C　　4. C

(三) A3 型题

1. E　　2. B

三、简答题

1. 包括月经的初潮年龄、月经周期、经期持续时间、经量及经期伴随症状,可简写为:初潮年龄经期 / 周期。经量多少可询问每日更换卫生巾次数,有无血块、经前期不适(如乳房胀痛、水肿、精神抑郁或易激动等),有无痛经和疼痛部位、性质、程度、起始时间和消失时间,常规询问末次月经及其经量和持续时间。绝经后病人应询问绝经年龄、绝经后有无阴道出血、分泌物或其他不适。

2. ①检查者关心体贴病人,做到态度严肃,语言亲切,检查前向病人做好解释工作,检查时仔细认真,动作轻柔。检查室温度适中,环境寂静,注意保护病人的隐私。②除尿失禁病人外,检查前嘱咐病人排空膀胱,必要时先导尿。大便充盈者应在排便或灌肠后进行。③检查用物,一人一换,避免感染或交叉感染。④除尿瘘病人外,一般妇科检查均取膀胱截石位。不宜搬动的危重病人不能上检查台,可在病床上检查。⑤正常月经期应避免检查,如为阴道异常出血则必须检查。检查应遵循无菌原则,以防发生感染。⑥无性生活者禁做阴道窥器检查和双合诊或三合诊检查,一般仅限于直肠 - 腹部诊。如确有检查必要,应先征得病人及其家属同意。⑦怀疑有盆腔内病变而腹壁肥厚、妇科检查不满意时,可行 B 超检查,必要时可在麻醉下行盆腔检查,以作出正确的判断。⑧男性护理人员对病人进行妇科检查时,应有一名女性医护人员在场,避免发生误会。

四、案例分析

(1) 包括一般项目、主诉、现病史、月经史、婚育史、既往史、个人史和家族史 8 个方面。

(2) 盆腔检查结果按以下顺序记录:

1) 外阴:发育情况、阴毛分布形态、婚产类型,阴道口外是否见肿物,有异常发现时应详加描述。

2) 阴道:是否通畅,阴道壁是否膨出,阴道黏膜情况,是否溃疡,分泌物量、色、性状及有无臭味。

3) 子宫颈:大小、硬度,宫颈有无脱出,脱出程度,有无糜烂样改变、撕裂、息肉、腺囊肿,有无接触性出血等。

4) 子宫:位置、大小、硬度、活动度、有无压痛等。

5) 附件:有无块物、增厚、压痛。若扪及肿块,记录其位置、大小、硬度、表面光滑与否、活动度、有无压痛,与子宫及盆壁关系。左右两侧情况分别记录。

(茅　清)

第四章 妊娠期妇女的护理

练习题

一、名词解释

1. 着床

2. 胎方位

3. 黑加征

4. Braxton Hicks 收缩

5. 围产期

6. 受精

二、选择题

（一）A1 型题

1. 妊娠是指
   A. 胚胎在母体内发育成长的过程　　　　　　B. 胚胎和胎儿在母体内发育成长的过程
   C. 胎儿在母体内发育成长的过程　　　　　　D. 胎儿在母体内成熟的过程
   E. 胚胎在母体内成熟的过程

2. 晚期囊胚侵入到子宫内膜的过程称为
   A. 受精　　　　　　　　　　B. 精子获能　　　　　　　　C. 受精卵黏附
   D. 受精卵发育　　　　　　　E. 受精卵着床

3. 早期妊娠的诊断可以通过免疫学方法测量血中的
   A. 雌激素含量　　　　　　　B. 孕激素含量　　　　　　　C. hCG 含量
   D. hPL 含量　　　　　　　　E. hMG 含量

4. 妊娠中期以后,羊水的重要来源是
   A. 母体血清的透析液　　　　　　　　　　　B. 胎儿血清的透析液
   C. 胎儿尿液　　　　　　　　　　　　　　　D. 羊膜、脐带及胎儿皮肤渗出液
   E. 胎儿肺

5. 动脉导管位于胎儿肺动脉及主动脉弓之间,出生后肺循环建立,动脉导管闭锁成
   A. 卵圆孔　　　B. 动脉韧带　　　C. 静脉韧带　　　D. 小动脉　　　E. 小静脉

6. 妊娠期子宫明显增大变软,妊娠晚期子宫多呈
   A. 轻度左旋　　　　　　　　B. 重度左旋　　　　　　　　C. 轻度右旋
   D. 重度右旋　　　　　　　　E. 不发生变化

7. 妊娠期孕妇乳晕变黑,乳晕上的皮脂腺肥大形成散在的结节状小隆起,称之为
   A. 乳晕淋巴结　　　　　　　B. 乳晕色素沉着　　　　　　C. 乳晕增生
   D. 乳腺小叶　　　　　　　　E. 蒙氏结节

8. 妊娠期间孕妇逐渐关心孩子出生后的喂养和生活护理等知识,这种现象称之为
   A. 筑巢反应　　　B. 内省　　　C. 惊讶　　　D. 震惊　　　E. 情绪不稳定

9. 胎儿身体纵轴与母体身体纵轴之间的关系称
   A. 胎势　　　B. 胎先露　　　C. 胎方位　　　D. 胎位　　　E. 胎产式

10. 妊娠 28 周后,正常胎动次数是
    A. ≥10 次 /2h　　B. <10 次 /2h　　C. ≥8 次 /2h　　D. ≤8 次 /2h　　E. ≤4 次 /2h

11. 预产期(公历)的正确推算方法是
    A. 末次月经第 1d 起,月份减 7 或 9,日期加 3
    B. 末次月经第 1d 起,月份减 9 或加 3,日期加 15
    C. 末次月经第 1d 起,月份减 3 或加 9,日期加 15
    D. 末次月经第 1d 起,月份减 9 或加 3,日期加 7
    E. 末次月经第 1d 起,月份减 3 或加 9,日期加 7

12. 妊娠 12 周后,孕妇尿频症状消失是因为
    A. 孕妇饮水减少   B. 增大的子宫出盆腔   C. 使用药物治疗
    D. 胎位异常   E. 水钠潴留

13. 妊娠妇女最早、最重要的自觉症状是
    A. 尿频   B. 早孕反应   C. 停经
    D. 乳房变化   E. 子宫增大

14. 中期妊娠是指
    A. 妊娠 6~12^{+6} 周   B. 妊娠 8~12^{+6} 周   C. 妊娠 8~24^{+6} 周
    D. 妊娠 14~27^{+6} 周   E. 妊娠 18~32^{+6} 周

15. 经产妇自觉胎动的开始时间一般是
    A. 第 14~16 周   B. 第 16~18 周   C. 第 18~20 周
    D. 第 20~22 周   E. 第 22~24 周

16. 超声检查**不能**探测的是
    A. 胎产式   B. 胎儿动脉血流速度   C. 胎儿数目
    D. 胎头双顶径   E. 胎盘位置

17. 妊娠末期,孕妇若较长时间取仰卧姿势,则易发生
    A. 妊娠期高血压疾病   B. 前置胎盘   C. 胎膜早破
    D. 仰卧位低血压综合征   E. 胎儿脐带绕颈

18. 正常妊娠 36 周末时,手测宫底高度是在
    A. 脐下一横指   B. 脐上一横指   C. 脐上三横指
    D. 脐与剑突之间   E. 剑突下二横指

19. 世界卫生组织(2016 年)建议发展中国家无合并症的孕妇产前检查次数至少
    A. 4 次   B. 5 次   C. 6 次   D. 7 次   E. 8 次

20. 妊娠期正常胎心音范围的描述是每分钟
    A. 80~100 次   B. 90~120 次   C. 100~140 次
    D. 110~160 次   E. 120~180 次

(二)A2 型题

1. 某女士,27 岁,已婚,既往月经规律,现停经 50d,近 3d 晨起呕吐、厌油,伴轻度尿频,最可能的诊断是
    A. 早期妊娠   B. 膀胱炎   C. 病毒性肝炎
    D. 继发性闭经   E. 妊娠剧吐

2. 某女,25 岁,单胎,妊娠 8 周,此时**不应**出现的症状或体征是
    A. 尿妊娠试验阳性   B. 轻度尿频、尿急
    C. 耻骨联合上方可扪及子宫底   D. 乳房增大,乳头乳晕着色
    E. 晨起恶心、呕吐

3. 妊娠期间孕妇小腿下半部出现水肿,休息后消退,护士正确的建议是
    A. 严格限制盐的摄入   B. 严格限制水的摄入   C. 适当限制水的摄入
    D. 适当限制盐的摄入   E. 口服少量利尿剂

4. 孕妇朱某,护士为其产前检查时,手测宫底位于脐与剑突之间,听诊胎心音正常,估计妊娠为

    A. 第 20 周末　　　　　　　　B. 第 24 周末　　　　　　　　C. 第 28 周末

    D. 第 32 周末　　　　　　　　E. 第 36 周末

5. 王某,29 岁,孕 28 周,产前检查正常。咨询自我监护胎儿的方法,正确的指导是

    A. 自测宫高　　　　　　　　B. 自测腹围　　　　　　　　C. 自数胎动

    D. 胎教　　　　　　　　　　E. 胎儿电子监护

6. 某孕妇,25 岁,末次月经不详,产科检查:腹围 99cm,宫高 35cm,胎心音正常,胎头已衔接,5 个月前自感胎动,估计孕周范围是

    A. 25~27 周　　　　　　　　B. 28~30 周　　　　　　　　C. 31~33 周

    D. 34~35 周　　　　　　　　E. 36~40 周

7. 周女士,27 岁,末次月经 2021 年 3 月 14 日(公历),确诊宫内妊娠,预产期是

    A. 2021 年 11 月 21 日　　　B. 2021 年 12 月 21 日　　　C. 2021 年 10 月 21 日

    D. 2021 年 11 月 28 日　　　E. 2021 年 12 月 28 日

8. 王某,26 岁,孕 12 周,刚做完第一次产前检查。结果正常。咨询护士:若其正常妊娠满 40 周,后续应做产前检查的次数是

    A. 6 次　　　　B. 7 次　　　　C. 8 次　　　　D. 9 次　　　　E. 10 次

(三) A3 型题

(1~2 题共用题干)

门诊护士在对前来检查的孕妇做骨盆测量,疑似有骨盆出口狭窄,测得出口横径 8cm,耻骨弓角度 90°。

1. 还应测量的是

    A. 髂棘间径　　　　　　　　B. 髂嵴间径　　　　　　　　C. 骶耻外径

    D. 出口后矢状径　　　　　　E. 坐骨棘间径

2. 若表明该孕妇骨盆出口狭窄不明显,上述的测量值至少

    A. >6cm　　B. >7cm　　C. >8cm　　D. >9cm　　E. >10cm

(3~5 题共用题干)

某孕妇,妊娠后按时产前检查,既往结果正常,此次检查子宫底位于脐与剑突之间,胎心正常。

3. 该孕妇可能的妊娠周数是

    A. 24 周末　　B. 26 周末　　C. 28 周末　　D. 30 周末　　E. 32 周末

4. 该孕妇此时必做的检查项目是

    A. NST 检查　　　　　　　　　　　　B. 地中海贫血筛查

    C. 产科超声检查　　　　　　　　　　D. 梅毒血清抗体筛查和 HIV 筛查

    E. 75g OGTT

5. 若按照我国《孕前和孕期保健指南(2018 年)》推荐的产前检查次数,该孕妇此次产前检查应是

    A. 第 3 次　　B. 第 4 次　　C. 第 5 次　　D. 第 6 次　　E. 第 7 次

三、简答题

1. 简述妊娠期妇女常见的心理反应。

2. 简述胎盘的主要功能。

3. 简述指导孕妇自测胎动的方法。

4. 简述推算预产期的方法。

5. 简述先兆临产的表现。

四、案例分析

1. 任某,女,28 岁,已婚,因"G_1P_0,妊娠 28 周",来门诊常规产检。查体:身高 160cm,体重 65kg,体温 36.8℃,BP130/80mmHg,P82 次/min,R20 次/min,腹围 88cm,宫高 26cm,胎方位 LOA,胎心 140 次/min,双下

肢脚踝有轻微水肿。实验室检查:Hb 98g/L,OGTT 结果正常。该孕妇既往健康,孕前体重 60kg。

请思考:

(1) 孕妇可自我监测但本次检查未显示的胎儿健康指标是什么?

(2) 该孕妇在孕期体重增长的范围是多少?

(3) 请为该孕妇做饮食指导。

2. 吴某,女,26 岁,已婚,平时月经规律,月经周期为 30d,现月经过期 9d,自觉恶心、呕吐、厌油烟味、食欲差及疲惫。既往健康。

请思考:

(1) 若需明确妊娠诊断,可做哪些检查?

(2) 若确诊早孕,建议其如何进行产前检查?

(3) 针对该孕妇,请给予饮食指导。

3. 杨某,女,30 岁,已婚,因"G_1P_0,妊娠 30 周",今日在门诊常规产检。查体:身高 160cm,体重 60kg,体温 36.8 ℃,BP 130/75mmHg,P 76 次 /min,R 20 次 /min,腹围 89cm,宫高 27cm,胎方位 LOA,胎心 120 次 /min,双下肢脚踝有轻微水肿。实验室检查:Hb 108g/L,铁蛋白 30μg/L,OGTT 结果正常。既往健康,孕前体重 50kg。

请思考:

(1) 结合 BMI,简要评价该孕妇的体重管理。

(2) 该孕妇需要额外补充铁剂吗? 为什么?

(3) 从饮食中如何补充铁?

4. 李某,女,32 岁,妊娠 39 周,G_1P_0。出现宫缩 1d,宫缩持续约 20s,每隔 10min 左右 1 次,来院就诊。

请思考:

(1) 该孕妇是否已经临产?

(2) 如何判断临产?

(3) 有哪些技巧可以帮助她减轻不适感?

参考答案

一、名词解释

1. 着床:晚期囊胚侵入到子宫内膜的过程,称受精卵植入,也称着床。

2. 胎方位:胎儿先露部的指示点与母体骨盆的关系称胎方位,简称胎位。

3. 黑加征:妊娠后子宫增大变软,妊娠 6~8 周时,阴道黏膜及子宫颈充血,呈紫蓝色,阴道检查子宫随停经月份而逐渐增大,子宫峡部极软,子宫体与子宫颈似不相连,称黑加征。

4. Braxton Hicks 收缩:妊娠期子宫出现的稀发、不规律、不对称的无痛性收缩,宫缩时宫腔内压力低,持续时间短,不伴有宫颈扩张,这种生理性无痛性宫缩称 Braxton Hicks 收缩。

5. 围产期:指产前、产时和产后的一段时期,我国采用的围产期是指从妊娠达到及超过 28 周至产后 1 周。

6. 受精:精子与卵子结合形成受精卵的过程称为受精。

二、选择题

(一) A1 型题

1. B	2. E	3. C	4. C	5. B	6. C	7. E	8. A	9. E	10. A
11. E	12. B	13. C	14. D	15. C	16. B	17. D	18. E	19. E	20. D

(二) A2 型题

1. A	2. C	3. D	4. D	5. C	6. E	7. B	8. D

(三) A3 型题

1. D	2. B	3. E	4. C	5. C

三、简答题

1. 妊娠期妇女常见心理反应有：①惊讶和震惊；②矛盾心理；③接受；④情绪不稳定；⑤内省。

2. 胎盘的主要功能：①气体交换；②营养物质供应；③排出胎儿代谢产物；④防御；⑤合成；⑥免疫。

3. 一般初产妇于妊娠 20 周左右开始自觉胎动，胎动在夜间和下午较活跃，在胎儿睡眠周期（持续 20~40min）停止。常用的胎动监测方法是每天在同一时间计数胎动，每次"计数 10 次胎动"并记录所用时间，若用时超过 2h，建议就医检查；临近足月时，孕妇可能感觉胎动减少，若孕妇计数 2h 胎动不足 10 次，可建议再做 2h 计数，若还少于 10 次，疑似胎儿缺氧或胎盘功能不足，建议其立即就医检查。

4. 从末次月经第 1d 起，月份减 3 或加 9，日期加 7 为公历的预产期。

5. 分娩发动前，出现预示孕妇不久即将临产的症状，称为先兆临产，包括：假临产、胎儿下降感、见红等。

四、案例分析

1. （1）胎动计数。胎动计数是孕妇自我监护胎儿宫内情况的一种重要手段。

（2）根据该孕妇孕前 BMI 计算结果是 23.4kg/m²，在正常范围内，妊娠期体重增加范围为 11.5~16kg。

（3）孕中期开始，应增加鱼、禽、蛋、奶等蛋白质及钙、铁、碘等摄入。该孕妇血红蛋白 98g/L，有轻度贫血，饮食上增加红肉 20~50g/d，每周进食 1~2 次动物肝脏或血液，以补充铁剂；补充元素铁 100~200mg/d，服用铁剂时，宜在餐后 20min，可用温水或水果汁送服，以促进铁的吸收，减轻对胃肠道的刺激。

2. （1）需明确妊娠诊断，可做的检查包括：①妇科检查：子宫增大变软；②妊娠试验：用免疫学方法测定该孕妇血或尿中 hCG 含量。③超声检查：可见宫腔内圆形或椭圆形妊娠囊。若临床高度怀疑妊娠，血或尿 hCG 阳性，但超声检查未发现孕囊，不能完全排除妊娠，可能是检查时间太早或异位妊娠，可嘱其 1 周后复诊。

（2）产前检查：根据我国《孕前和孕期保健指南（2018 年）》推荐的产前检查孕周及次数为：妊娠 6~13⁺⁶ 周、14~19⁺⁶ 周、20~24 周、25~28 周、29~32 周、33~36 周各 1 次，37~41 周每周检查 1 次。高危妊娠者应酌情增加产前检查次数。

（3）妊娠早期孕妇宜食清淡、可口、易消化食物，少食多餐，以减少妊娠反应。若孕吐较明显或食欲不佳，孕妇不必过分强调平衡膳食，但每天需摄取至少 130g 碳水化合物，首选易消化的粮谷类食物，如 180g 米或面食。除常吃含动物肝脏及深绿色蔬菜及豆类等富含叶酸的食物外，还应补充叶酸 400μg/d。此外，避免烟、酒、浓咖啡、浓茶及辛辣食品。

3. （1）该孕妇孕前 BMI=50kg/(1.6m)²=19.5kg/m²，属于正常体重，妊娠期间体重增长范围在 11.5~16kg，该孕妇妊娠 30 周，体重增加 10kg，体重管理属于正常范围。

（2）该孕妇需要额外补充铁剂，虽然该孕妇 Hb 在正常范围，非贫血诊断，但铁蛋白达 30μg/L，应补充元素铁 60mg/d。

（3）饮食中增加红肉 20~50g/d，每周进食 1~2 次动物肝脏或血液，以补充铁剂。

4. （1）尚未临产，为假临产。其特点为：宫缩持续时间短（<30s）且不恒定，间歇时间长而不规则；宫缩频率不一致；宫缩的强度不逐渐加强；不伴随出现宫颈管消失和宫颈口扩张；常在夜间出现，白天消失；给予镇静剂可以抑制假临产。

（2）临产开始的标志为规律且逐渐增强的子宫收缩，持续 30s 或以上，间歇 5~6min，同时伴随进行性宫颈管消失、宫口扩张和胎先露部下降。用镇静药物不能抑制宫缩。

（3）主要通过有意识控制呼吸、放松腹部、分散注意力、鼓励孕妇适当活动等技巧减轻不适。可教其拉梅兹分娩法、瑞德法和布莱德雷法（丈夫教练法）中的一种。

（安力彬）

第五章 分娩期妇女的护理

练习题

一、名词解释

1. 分娩
2. 早产
3. 过期产
4. 骨盆轴
5. 缩复作用
6. 分娩机制
7. 衔接
8. 总产程
9. 临产
10. 胎头着冠

二、选择题

（一）A1 型题

1. 正常产程进展的标志是
   - A. 宫缩强度
   - B. 宫口扩张程度
   - C. 自主屏气
   - D. 胎头下降程度
   - E. 胎头着冠

2. 临产后的最主要产力是
   - A. 腹肌收缩力
   - B. 膈肌收缩力
   - C. 子宫收缩力
   - D. 骨骼肌收缩力
   - E. 肛提肌收缩力

3. 临产后正常宫缩的特点**不包括**
   - A. 极性
   - B. 对称性
   - C. 节律性
   - D. 持续性
   - E. 缩复作用

4. 头先露时,胎头通过产道的径线是
   - A. 双顶径
   - B. 枕下前囟径
   - C. 枕额径
   - D. 枕颏径
   - E. 双颞径

5. 胎头以哪条径线衔接
   - A. 双顶径
   - B. 枕下前囟径
   - C. 枕额径
   - D. 枕颏径
   - E. 双颞径

6. 胎儿娩出后,心率 110 次 /min,呼吸浅慢,四肢稍屈曲,插管时有反应,身体红,四肢青紫,Apgar 评分为
   - A. 2 分
   - B. 4 分
   - C. 6 分
   - D. 7 分
   - E. 8 分

7. 中骨盆的骨性标记是
   - A. 坐骨棘
   - B. 坐骨结节
   - C. 骶岬
   - D. 耻骨联合
   - E. 髂棘

8. "S^{+1}" 表示胎头的下降程度为
   - A. 坐骨棘上 1cm
   - B. 坐骨棘下 1cm
   - C. 坐骨结节上 1cm
   - D. 坐骨结节下 1cm
   - E. 坐骨切迹上 1cm

（二）A2 型题

1. 初孕妇,25 岁,妊娠 39^{+5} 周,主诉今晨起自觉有液体阴道流出,腹痛不明显。查体:胎心音 130 次 /min,先露头。诊断是

  A. 妊娠 39^{+5} 周,枕前位,临产   B. 妊娠 39^{+5} 周,枕前位,分娩先兆

  C. 妊娠 39^{+5} 周,枕前位,胎膜早破   D. 孕 1 产 0,妊娠 39^{+5} 周,枕前位,胎膜早破

  E. 孕 1 产 0,妊娠 39^{+5} 周,枕前位,临产,胎膜早破

2. 某产妇,足月妊娠,阵发性腹痛 10h,宫口开大 5cm,头先露,胎头 S^{-2},前囟位于 7 点处,后囟门位于 1 点处,正确的胎位是

  A. 枕右后位   B. 枕左后位   C. 枕右横位

  D. 枕右前位   E. 枕左前位

3. 某产妇,足月妊娠,阵发性腹痛 10h,宫口开大 5cm,胎头 S^{-2},前囟位于 7 点处,后囟位于 1 点处,在分娩中,胎头内旋转时,转动的方向是

  A. 顺时针转 45°   B. 逆时针转 45°   C. 顺时针转 90°

  D. 逆时针转 90°   E. 顺时针转 60°

4. 李女士,初产妇,30 岁,孕 38^{+3} 周,出现阵发性腹痛 2h 于上午 10:00 入院,查体:头先露,胎心率 140 次 /min,宫口开大 2cm,下午 4:00 检查宫口开大 3cm,可能的诊断是

  A. 产程延长   B. 潜伏期延长   C. 活跃期延长

  D. 活跃期停滞   E. 第二产程延长

5. 王女士,G$_2$P$_1$,孕期规律产检,孕 39^{+5} 周,下午 2:00 经阴道分娩一健康男婴,产后应在产房内观察时间是

  A. 30min   B. 1.0h   C. 1.5h   D. 2.0h   E. 3.0h

6. 初孕妇,26 岁,妊娠 38 周,阵发性腹痛 8h,宫底高度 35cm,每 2~3min 宫缩 40~50s,胎心率 126 次 /min,宫口开大 4cm,胎头 S^{-2},骨盆内测量对角径 12cm,坐骨棘间径 9cm,4h 后宫口开全,先露 S^{-0},胎头下降受阻,最可能的原因是

  A. 原发性宫缩乏力   B. 骨盆入口狭窄   C. 中骨盆狭窄

  D. 出口狭窄   E. 巨大儿

7. 李女士,初产妇,孕 38^{+5} 周,尿液检查无异常,自诉最近夜晚小便频繁,询问原因,作为护士,你认为最可能是

  A. 尿路感染   B. 腹压增加   C. 胎头衔接

  D. 胎头俯屈   E. 胎动频繁

8. 孙女士,初产妇,2h 前经阴道娩出一健康男婴,体重 4 020g,主诉肛门处有坠胀感,护士应警惕

  A. 会阴阴道血肿   B. 尿潴留   C. 胎盘残留

  D. 宫缩乏力   E. 便秘

9. 初产妇,24 岁,规律宫缩 12h,连续观察 2h,宫口由 6cm 开大至 7cm,胎头坐骨棘下 1cm,胎心率 140 次 /min,胎膜未破。此时正确的护理措施是

  A. 严密观察产程进展   B. 肌内注射哌替啶

  C. 静脉滴注缩宫素   D. 立即行人工破膜

  E. 立即行剖宫产术

10. 初产妇,30 岁,妊娠 39 周,规律宫缩 8h,血压 110/70mmHg,骨盆正常大小,估计胎儿体重为 2 700g,枕左前位,胎心正常范围,经阴道检查宫口开大 3cm,先露平坐骨棘。正确的护理措施是

  A. 人工破膜   B. 静脉滴注缩宫素

  C. 继续观察产程进展   D. 静脉推注地西泮 10mg

  E. 静脉缓缓推注 25% 硫酸镁 16ml

11. 初产妇,妊娠 42 周,规律宫缩 10h。检查:胎儿较大,估计体重 4 000g,枕左前位,胎头高浮,胎心率 168 次 /min。骨盆正常大小,宫口开大 2cm。宜选择的分娩方式是

    A. 尽快行剖宫产术   B. 静脉注射 10% 葡萄糖液

    C. 待宫口开全行胎头吸引术   D. 待宫口开全行产钳助产术

    E. 静脉滴注缩宫素加速产程

12. 王女士,妊娠 38 周。查体:规律宫缩,枕右前位,胎心率 140 次 /min,宫口开大 7cm。在第一产程的护理措施中,**错误**的是

    A. 指导合理进食   B. 休息时取左侧卧位

    C. 宫缩时不宜用腹压   D. 每隔 1~2h 听一次胎心

    E. 鼓励每 2~4h 排尿 1 次

13. 孙女士,初产妇,临产 5h,胎心率 145 次 /min,先露头坐骨棘下 1cm,宫口开 4cm,突觉阴道流水。助产士首先应

    A. 立即听胎心   B. 记录破膜时间   C. 阴道检查

    D. 卧床休息   E. 给予抗生素

14. 初产妇,妊娠 38 周,宫高 30cm,胎心率 140 次 /min,宫口开全 30min,胎头已拨露,使阴唇后联合紧张,首要的措施是

    A. 静脉滴注地西泮   B. 适当保护会阴   C. 行胎头吸引术

    D. 行产钳助产术   E. 行剖宫产术

15. 新生儿娩出后 1min:心率 90 次 /min,无呼吸,四肢松弛,刺激咽喉部稍有反应,但无咳嗽,皮肤青紫,新生儿 Apgar 评分是

    A. 8 分   B. 7 分   C. 5 分   D. 3 分   E. 2 分

16. 孙女士,初产妇,妊娠 40^{+1} 周出现规律宫缩入院,检查:头先露,胎心率 140 次 /min,宫口开大 3cm,胎膜未破。护士可指导产妇

    A. 禁食禁水   B. 适当下床活动   C. 多吃巧克力

    D. 外出散步   E. 给予温肥皂水灌肠

(三) A4 型题

(1~3 题共用题干)

冯女士,27 岁,第 2 孕。妊娠 39 周,初产妇。临产 6h,宫口开大 4cm;临产 11h,宫口开全,先露头与坐骨棘平,胎心正常。

1. 此时的产程属于

    A. 正常产程   B. 潜伏期延长   C. 活跃期延长

    D. 第一产程延长   E. 第二产程延长

2. 阴道检查后,听诊胎心率 168 次 /min,应立即

    A. 准备产钳助产   B. 左侧卧位并吸氧   C. 剖宫产术前准备

    D. 输液补充营养与体力   E. 滴注缩宫素加强宫缩

3. 新生儿娩出后,首选的处理是

    A. 保暖   B. 清理呼吸道   C. 用呼吸兴奋剂

    D. 脐血管内注射强心剂   E. 刺激新生儿使其大声啼哭

三、简答题

1. 简述子宫收缩节律性特点对胎儿的益处。

2. 简述子宫收缩的特点。

3. 简述腹肌和膈肌收缩力对分娩的作用。

4. 枕先露的分娩机制由哪些动作完成?

5. 简述临产的征象。

6. 何为生理性缩复环?

7. 简述胎膜破裂的处理。

8. 简述胎盘剥离的征象。

9. 简述新生儿 Apgar 评分依据和评分方法。

10. 简述产后 2h 护理的要点。

四、案例分析

1. 孙女士,28 岁,G_1P_0,孕 39^{+4} 周,孕期规律产检,今因"规律性宫缩 2h,临产"入院。

请思考:

(1) 护理评估的重点内容有哪些?

(2) 该产妇主要的护理问题是什么?

(3) 应采取哪些护理措施?

2. 杨女士,31 岁,G_1P_0,孕 40^{+1} 周,孕期规律产检,因"规律性宫缩 3h,临产"入院。查体:胎心 140 次 /min,宫缩间隔 2~3min,持续 40s,子宫收缩强度"中",宫口开大 5cm,先露为胎头,"S^{+1}"。

请思考:

(1) 该孕妇目前处于第几产程?

(2) 护理评估的重点内容有哪些?

(3) 主要的护理诊断 / 问题是什么?

(4) 应采取哪些护理措施?

参考答案

一、名词解释

1. 分娩:指妊娠达到及超过 28 周(196d),胎儿及附属物从临产开始至全部从母体娩出的全过程。

2. 早产:妊娠达到 28 周至 36^{+6} 周(196~258d)期间分娩。

3. 过期产:妊娠达到及超过 42 周(≥294d)期间分娩称过期产。

4. 骨盆轴:连接骨盆各平面中点的假想曲线。

5. 缩复作用:每次宫缩时,子宫体部肌纤维短缩变粗,间歇期肌纤维尽管松弛,但不能恢复到原来的长度,经反复收缩,肌纤维越来越短,此现象为子宫肌纤维的缩复作用。

6. 分娩机制:指胎儿先露部在通过产道时,为适应骨盆各平面的不同形态,被动地进行一连串的适应性转动,以其最小径线通过产道的全过程,包括衔接、下降、俯屈、内旋转、仰伸、复位及外旋转。

7. 衔接:胎头双顶径进入骨盆入口平面,颅骨最低点接近或达到坐骨棘水平。

8. 总产程:也称分娩全过程,指从开始出现规律宫缩至胎儿胎盘完全娩出的全过程。

9. 临产:指有规律且逐渐增强的子宫收缩,持续 30s 或以上,间歇 5~6min,同时伴随进行性子宫颈管消失、宫颈口扩张和胎先露部进行性下降。

10. 胎头着冠:当胎头双顶径越过骨盆出口,宫缩间歇时胎头也不再回缩。

二、选择题

(一) A1 型题

1. D   2. C   3. D   4. B   5. C   6. C   7. A   8. B

(二) A2 型题

1. D   2. E   3. B   4. B   5. B   6. C   7. B   8. A   9. D   10. C

11. A   12. D   13. A   14. B   15. D   16. B

(三) A4 型题

1. A   2. B   3. B

三、简答题

1. 宫缩时，子宫肌壁血管受压，子宫血流量减少，致使胎盘绒毛间隙血流量减少；宫缩间歇期，子宫血流量又恢复至原来水平，胎盘绒毛间隙血流重新充盈。因此，宫缩的节律性特点有利于胎儿适应分娩过程，不发生缺氧性损害。

2. 节律性、对称性、极性和缩复作用。

3. 腹壁肌及膈肌收缩力（简称腹压）是第二产程时娩出胎儿的重要辅助力量。宫口开全后，宫缩时前羊水囊或胎先露部压迫盆底组织和直肠，反射性引起排便动作。产妇主动向下用力屏气，腹壁肌及膈肌收缩使腹压增高，迫使胎儿向下运动。腹压在第二产程末期配合有效的宫缩运用最有效，能促使胎儿娩出。第三产程腹压可促使已剥离的胎盘娩出。

4. 衔接、下降、俯屈、内旋转、仰伸、复位及外旋转、胎儿娩出，其中下降贯穿于分娩全过程。

5. 临产的标志为有规律且逐渐增强的宫缩，持续30s或30s以上，间歇5~6min，伴随进行性宫颈管消失、宫口扩张和胎先露部下降。

6. 临产后的规律宫缩使子宫下段进一步拉长达7~10cm，由于子宫体肌纤维的缩复作用，子宫上段肌壁越来越厚，子宫下段肌壁被动牵拉越来越薄，在子宫上下段交界处形成环状隆起，称生理缩复环。

7. 一旦胎膜破裂，应立即听胎心，并观察羊水性状和流出量、有无宫缩，记录破膜时间。若羊水粪染，胎心监测正常，宫口开全或近开全，可继续观察，等待胎儿娩出。破膜后注意外阴清洁，铺消毒垫，并监测体温。若破膜超过12h未分娩者，遵医嘱给予抗生素预防感染。对B族溶血性链球菌筛查阳性的孕妇，在临产或破膜后遵医嘱给予抗生素。

8. ①宫体变硬呈球形，胎盘剥离后降至子宫下段，下段被扩张，宫体呈狭长形被推向上，宫底升高达脐上；②剥离的胎盘降至子宫下段，阴道口外露的一段脐带自行延长；③阴道少量流血；④用手掌尺侧在产妇耻骨联合上方轻压子宫下段时，宫体上升而外露的脐带不再回缩。

9. 以新生儿出生后心率、呼吸、肌张力、喉反射及皮肤颜色五项体征为依据，可在出生后第1min、5min、10min分别进行评分，每项正常为2分，满分是10分，若评分为8~10分，属正常新生儿；4~7分属轻度窒息，0~3分属重度窒息。

新生儿 Apgar 评分法

体征	评分标准		
	0分	1分	2分
心率	0	<100 次/min	≥100 次/min
呼吸	0	浅慢，且不规则	佳，哭声响
肌张力	松弛	四肢稍屈曲	四肢屈曲，活动好
喉反射	无反射	有些动作	咳嗽、恶心
皮肤颜色	全身苍白	身体红，四肢青紫	全身粉红

10. （1）产后立即测量血压和脉搏，之后每30min测量1次呼吸、脉搏、血压，注意保暖，为产妇擦汗更衣，及时更换床单及会阴垫，提供清淡、易消化流质食物。鼓励家属持续陪伴。

（2）评估阴道出血量并预防产后出血：每30min观察子宫收缩情况、阴道流血量，会阴及阴道有无血肿，膀胱是否充盈，必要时导尿，防止尿潴留。可采用称重法、容积法或休克指数法评估产后出血量，当出血量超过250ml时，应按照产后出血处理。

（3）促进亲子互动：保持母婴皮肤接触至少90min，并协助完成第一次母乳喂养，观察产妇情绪及与新生儿互动行为，帮助建立母子情感。

四、案例分析

1.（1）评估重点

1）健康史：了解孕期产前检查情况，B 型超声等重要辅助检查结果等。

2）身体状况：①一般状况：观察生命体征、精神状态、饮食与大小便情况等。②子宫收缩：子宫收缩开始的时间，目前宫缩的强度、间隔时间与持续时间。③胎心：听诊胎心率，有条件者用电子胎儿监护仪监测胎心的频率、与宫缩的关系等。④产程进展：通过阴道检查了解宫口扩张及胎头下降情况。⑤疼痛评估：询问孕妇对疼痛的感受，观察孕妇面部表情，必要时应用疼痛评估工具。

3）心理状况：通过与孕妇交谈，观察孕妇的行为，用心理评估工具等评估孕妇的心理状况。

（2）主要护理诊断 / 问题：①疼痛：与子宫收缩有关。②焦虑：与知识缺乏，担心自己和胎儿的安全有关。

（3）护理措施

1）一般护理：①生命体征监测：每 4~6h 测量 1 次体温、血压、脉搏、呼吸。②饮食指导：鼓励孕妇在宫缩间歇少量多次进食高热量、易消化、清淡的食物。③休息与活动：鼓励孕妇在室内活动，利于产程进展。④排尿及排便：鼓励孕妇每 2~4h 排尿 1 次，以免膀胱充盈影响宫缩及胎先露下降。⑤人文关怀：陪伴孕妇，给予鼓励和心理支持，采取非药物镇痛方法减轻分娩疼痛。

2）专科护理：①监测胎心：每小时听胎心 1 次。②观察宫缩：每 2~4h 观察 1 次。③观察产程进展情况：通过阴道检查判断宫口扩张程度及胎头下降程度。

2.（1）产程：第一产程。

（2）评估重点

1）健康史：了解孕期产前检查情况，B 型超声等重要辅助检查的结果；询问宫缩开始的时间、强度及频率等。

2）身体状况：①一般状况：包括生命体征、精神状态、饮食与大小便情况等。②子宫收缩：子宫收缩的强度、间隔时间与持续时间。③胎心：听诊胎心率，有条件者用电子胎儿监护仪监测胎心以及与宫缩的关系。④产程进展：通过阴道检查了解宫口扩张及胎头下降情况。⑤疼痛评估：询问孕妇对疼痛的感受，观察孕妇面部表情，或应用疼痛评估工具。

3）心理状况：通过与孕妇交谈，观察孕妇的行为，用心理评估工具等评估孕妇的心理状况。

（3）主要护理诊断 / 问题：①疼痛　与宫缩很强有关。②焦虑　与担心自己和胎儿的安全有关。

（4）护理措施

1）一般护理：①生命体征监测：宫缩频繁致出汗多，加之阴道流出血性分泌物，易致感染，因此在做好基础护理的同时，应注意测量体温及血压，发现异常增加测量次数并给予相应处理。②饮食指导：鼓励孕妇在宫缩间歇期进食高热量、易消化、清淡的食物。③休息与活动：鼓励孕妇在宫缩间歇充分休息，或在室内活动。④排尿及排便：鼓励孕妇每 2~4h 排尿 1 次，以免膀胱充盈影响产程进展。⑤人文关怀：陪伴孕妇，给予鼓励和心理支持，采取非药物或药物镇痛方法减轻分娩疼痛。

2）专科护理：①监测胎心：15~30min 听诊胎心 1 次，每次听诊 1min。②观察宫缩：每 1~2h 观察 1 次。③观察产程进展情况：通过阴道检查判断宫口扩张及胎头下降程度。

（周英凤）

第六章　产褥期管理

练习题

一、名词解释

1. 产褥期

2. 子宫复旧

3. 泌乳热

4. 恶露

5. 正常足月新生儿

6. 中性温度

二、选择题

(一) A1 型题

1. 关于正常产褥期的时间,下列正确的是

    A. 产后 2 周   B. 产后 4 周   C. 产后 6 周

    D. 产后 9 周   E. 产后 13 周

2. 关于产褥期妇女子宫复旧的描述,下列正确的是

    A. 产后 4 周宫腔表面均由新生的内膜修复   B. 宫颈外口于产后 3d 恢复到未孕状态

    C. 产后 2 周宫颈完全恢复至正常未孕状态   D. 子宫体恢复到未孕大小需 4 周左右

    E. 产后 1 周子宫缩小至妊娠 12 周大小

3. 关于产后子宫进入骨盆腔的时间,下列说法正确的是

    A. 产后第 1d   B. 产后第 3d   C. 产后第 5d

    D. 产后第 7d   E. 产后第 10d

4. 关于子宫复旧,下列**错误**的描述是

    A. 产后 4 周宫颈完全恢复非孕形态   B. 产后 4 周子宫恢复至非孕期大小

    C. 产后 2~3d 宫颈口可容 2 指   D. 产后 1 周子宫重量约为 500g

    E. 产后 10d 子宫降至骨盆腔内

5. 有关胎盘附着部位子宫内膜完全修复的时间,下列正确的是

    A. 产后 2 周   B. 产后 3 周   C. 产后 4 周   D. 产后 5 周   E. 产后 6 周

6. 有关正常产褥期激素变化的描述,下列**错误**的是

    A. 雌激素产后 1 周降到未孕水平   B. 孕激素产后 1 周降到未孕水平

    C. 人胎盘催乳素产后 6h 测不出   D. 不哺乳者催乳素产后 2 周降到未孕水平

    E. 哺乳者催乳素产后降到未孕水平

7. 关于子宫的描述,下列**错误**的是

    A. 产后 10d 子宫降到骨盆腔内

    B. 产后子宫内膜基底层逐渐再生出新的功能层将子宫内膜修复

    C. 产后 3 周宫腔表面均由新生内膜修复

    D. 产后 1 周缩小到妊娠 12 周大小

    E. 胎盘附着处子宫内膜完全修复需 6 周

8. 关于正常产妇月经与排卵变化的描述,下列**错误**的是

    A. 不哺乳产妇通常在产后 10 周左右恢复排卵   B. 不哺乳产妇通常在产后 6~10 周月经复潮

    C. 哺乳产妇通常在产后 4~6 个月恢复排卵   D. 哺乳产妇如无月经来潮性生活不会受孕

    E. 哺乳产妇月经复潮延迟

9. 关于产褥期产妇消化系统的变化,下列**错误**的是

    A. 产后数日内产妇常感口渴,但食欲好   B. 胃肠道蠕动力 1~2 周逐渐恢复正常

    C. 产后数日内喜欢流质或半流质饮食   D. 产妇产后容易出现肠胀气

    E. 产后多数产妇 1~2d 不排大便,容易产生便秘

10. 关于恶露的描述,下列**错误**的是

    A. 产后 14d 后为白色恶露   B. 正常恶露可持续 4~6 周

    C. 正常恶露总量为 250~500ml   D. 正常恶露有腥味和臭味

    E. 产后 3d 内为血性恶露

11. 关于鼓励产妇产后排尿的时间,最长**不超过**

    A. 产后 2h   B. 产后 3h   C. 产后 4h

    D. 产后 6h   E. 产后 8h

12. 关于产后复查时间,正确的是

    A. 产后 21d   B. 产后 28d   C. 产后 35d

    D. 产后 42d   E. 产后 49d

13. 关于新生女婴阴道出血最常见的原因,正确的是

    A. 损伤   B. 感染   C. 赘生物

    D. 雌激素消退   E. 新生儿出血性疾病

14. 关于新生儿居室的温度,下列正确的是

    A. 室温保持在 20~22℃   B. 室温保持在 22~24℃   C. 室温保持在 24~26℃

    D. 室温保持在 26~28℃   E. 室温保持在 28~30℃

15. **不推荐**的一线退奶方法,正确的是

    A. 口服维生素 B_6 B. 停止哺乳,少进汤汁饮食   C. 生麦芽水煎代茶饮

    D. 雌激素、溴隐亭   E. 芒硝敷乳房

16. 关于哺乳产妇推荐补充铁剂的时间,下列正确的是

    A. 1 个月   B. 2 个月   C. 3 个月   D. 4 个月   E. 5 个月

17. 产后产妇体温,一般**不超过**

    A. 36℃   B. 37℃   C. 38℃   D. 39℃   E. 40℃

18. 关于哺乳产妇恢复排卵的平均时间,下列正确的是

    A. 产后 4~6 个月   B. 产后 10 周   C. 产后 8 周

    D. 产后 7 周   E. 产后 6 周

19. 关于可以通过胎盘的免疫球蛋白,下列正确的是

    A. IgA   B. IgB   C. IgG   D. IgM   E. IgE

20. 关于胎盘附着面以外的子宫内膜完全修复需要的时间,下列正确的是

    A. 产后 2 周   B. 产后 3 周   C. 产后 4 周

    D. 产后 5 周   E. 产后 6 周

21. 关于新生儿沐浴的描述,下列**错误**的是

    A. 目的是清洁皮肤、促进舒适   B. 沐浴前喂奶

    C. 室温控制在 26~28℃   D. 水温控制在 38~42℃

    E. 每个婴儿用一套沐浴用品

22. 关于新生儿生理性体重下降的恢复时间,最迟**不超过**

    A. 1 周   B. 2 周   C. 3 周   D. 4 周   E. 5 周

23. 关于产后第 1d 产妇的生命体征变化,下列**错误**的是

    A. 产后体温一般不超过 38℃   B. 脉搏略慢,一般在 60~70 次 /min

    C. 呼吸深慢,一般 14~16 次 /min   D. 呼吸深快,一般 20~25 次 /min

    E. 血压正常变化不大

24. 关于产后产妇白细胞总数恢复正常水平的时间,下列正确的是

    A. 1~2 周   B. 2~3 周   C. 3~4 周   D. 4~5 周   E. 5~6 周

25. 关于产后 6 周子宫的重量,下列正确的是

    A. 50~70g   B. 60~80g   C. 70~90g   D. 80~100g   E. 90~110g

26. 世界卫生组织建议纯母乳喂养的时间,是在出生后

    A. 6 个月内   B. 10 个月内   C. 12 个月内   D. 18 个月   E. 24 个月

27. 关于 20~30℃母乳的储存时间,下列正确的是
    A. 不超过 4h　　　　　　　　B. 不超过 24h　　　　　　　　C. 不超过 48h
    D. 不超过 72h　　　　　　　　E. 可保存 6 个月

28. 关于母乳在 4℃的保存时间,下列正确的是
    A. 不超过 4h　　　　　　　　B. 不超过 24h　　　　　　　　C. 不超过 48h
    D. 不超过 72h　　　　　　　　E. 可保存 6 个月

29. 关于母乳在 −15~−5℃的保存时间,下列正确的是
    A. 不超过 4h　　　　　　　　B. 不超过 24h　　　　　　　　C. 不超过 48h
    D. 不超过 72h　　　　　　　　E. 可保存 6 个月

30. 关于判断乳汁分泌量是否充足的标准,下列**错误**的是
    A. 有 8 次 /d 左右满意的母乳喂养　　　　B. 每日排尿 5~6 次、排便 2~4 次
    C. 体重增加　　　　　　　　　　　　　　D. 身高增加
    E. 睡眠好

31. 关于与生理性黄疸相关的描述,下列正确的是
    A. 乳房血管、淋巴管充盈　　　　　　　　B. 雌激素、孕激素变化
    C. 上皮细胞堆积或黏液腺分泌物积聚　　　D. 隆起的脂肪垫
    E. 体内红细胞破坏

32. 关于与"马牙"相关的描述,下列正确的是
    A. 乳房血管、淋巴管充盈　　　　　　　　B. 雌激素、孕激素变化
    C. 上皮细胞堆积或黏液腺分泌物积聚　　　D. 隆起的脂肪垫
    E. 体内红细胞破坏

33. 关于与"螳螂嘴"相关的描述,下列正确的是
    A. 乳房血管、淋巴管充盈　　　　　　　　B. 雌激素、孕激素变化
    C. 上皮细胞堆积或黏液腺分泌物积聚　　　D. 两侧颊部隆起的脂肪垫
    E. 体内红细胞破坏

34. 关于与泌乳热相关的描述,下列正确的是
    A. 乳房血管、淋巴管充盈　　　　　　　　B. 雌激素、孕激素变化
    C. 上皮细胞堆积或黏液腺分泌物积聚　　　D. 隆起的脂肪垫
    E. 体内红细胞破坏

35. 关于与假月经相关的描述,下列正确的是
    A. 乳房血管、淋巴管充盈　　　　　　　　B. 雌激素、孕激素变化
    C. 上皮细胞堆积或黏液腺分泌物积聚　　　D. 隆起的脂肪垫
    E. 体内红细胞破坏

36. 下列**不属于**新生儿暂缓接种卡介苗的情况是
    A. 先天性免疫缺陷　　　　　　B. 早产儿　　　　　　　　C. 肺炎患儿
    D. 腹泻患儿　　　　　　　　　E. 过敏的患儿

(二) A2 型题

1. 江女士,初产妇,自然分娩,产后第 3d,咨询人工喂养方式。关于新生儿喂养的描述,**错误**的是
   A. 除母乳外,配方奶是较适合新生儿消化能力和肾功能的代乳品
   B. 不论母乳喂养还是人工喂养,都需要掌握喂养技巧
   C. 如果选择牛奶喂养,必须经过加热、加糖、加水等进行改造
   D. 乳汁不足即可人工喂养
   E. 如果不能母乳喂养,首选配方奶

2. 李女士,初产妇,无妊娠合并症和并发症,因漏斗骨盆行剖宫产手术,现术后第 2d。关于身体评估结果,下列正确的是

A. 呼吸深快,以胸式呼吸为主
B. 体温 39℃
C. 宫底在脐下两横指
D. 血压 140/95mmHg
E. 脉搏 105 次 /min

3. 张女士,剖宫产术 1 周出院。关于出院指导的描述,下列**错误**的是

A. 产后 42d 内禁止性生活
B. 月经未恢复性生活无须避孕
C. 哺乳者宜选择工具避孕
D. 不哺乳者可选用药物避孕
E. 根据产后检查情况恢复性生活

4. 王女士,现产后第 3d。关于其血液循环系统变化,下列**错误**的是

A. 血液处于高凝状态
B. 白细胞总数处于正常水平
C. 循环血量增加
D. 中性粒细胞、血小板增多
E. 纤维蛋白原、凝血酶原、凝血酶水平高

5. 张女士,产后第 3 个月,纯母乳喂养,咨询辅食添加。关于添加辅食的时间,下列正确的是

A. 满 3 个月后
B. 满 6 个月后
C. 满 9 个月后
D. 满 12 个月后
E. 满 15 个月后

6. 某女士,妊娠 39 周,阴道分娩一女婴,体重 3 800g,现产房内观察。关于观察内容的描述,下列**错误**的是

A. 子宫底平脐
B. 如果宫底升高,子宫体变软,考虑子宫收缩不良
C. 严密观察阴道流血情况
D. 常规留置尿管
E. 鼓励产妇进流质、半流质饮食

7. 顾女士,30 岁,2h 前自然分娩一女婴,护士进行产褥期保健指导。关于保健指导内容的描述,下列**错误**的是

A. 产后 6~12h 起床轻微活动
B. 及早进行 Kegel 运动,促进盆底康复
C. 产后 42d 内禁止性生活
D. 24h 后可参加重体力劳动
E. 注意保持外阴清洁

8. 王女士,孕 39 周,自然分娩一女婴,现产后第 4d。有关产褥期保健指导的描述,下列**错误**的是

A. 产后 42d 做产后健康检查
B. 产褥期性生活应避孕
C. 出院后继续做盆底康复
D. 加强营养,注意休息
E. 护士会提供三次产后访视

9. 某女士,剖宫产术后 4d,无产后并发症,因手术伤口疼痛和乳汁分泌不足,准备放弃母乳喂养,护士对其进行母乳喂养指导。有关母乳喂养指导的内容,下列**错误**的是

A. 母乳是婴儿的最佳食品
B. 初乳中含有丰富的蛋白质
C. 乳汁分泌与产妇情绪无关
D. 初乳中含有丰富的抗体和初乳小体
E. 哺乳过程中乳汁成分的变化以脂肪最明显

10. 王某,孕 40 周,30min 前阴道分娩一男婴,现留在产房中观察。身体虚弱,喜欢谈论自己妊娠、分娩的感受,用语言表达对孩子的爱,按照 Rubbin 的研究结果,产妇处于心理调适的

A. 依赖期
B. 兴奋期
C. 独立期
D. 依赖 - 独立期
E. 兴奋 - 依赖期

11. 李女士,孕 38 周,分娩后第 4d,体温 37.8℃,子宫收缩好,无压痛,会阴伤口红肿、疼痛,恶露淡红色,无臭味,双乳胀,无硬结。关于体温高最可能的原因,下列正确的是

    A. 上呼吸道感染   B. 泌尿系统感染   C. 会阴伤口感染

    D. 乳头皲裂   E. 乳腺炎

12. 任女士,孕 40 周,现剖宫产术后 10d,母乳喂养,乳房不胀,新生儿吸双乳后仍哭闹。关于**不宜**采用的护理措施,下列正确的是

    A. 指导哺乳的方法   B. 用吸乳器吸乳刺激   C. 保障充足睡眠

    D. 药物催乳   E. 调节饮食,多喝营养丰富的汤类

13. 王女士,足月顺产第 4d,母乳喂养,乳房胀痛,无红肿,乳汁排流不畅,关于首先采取的护理措施,下列正确的是

    A. 多喝水   B. 吸乳器吸乳,排空乳房   C. 抗生素治疗

    D. 生麦芽煎服   E. 频繁哺乳,排空乳房

14. 王女士,会阴切开助娩一女婴,现产后第 2d,会阴水肿明显。关于会阴水肿的处理,下列正确的是

    A. 抗生素   B. 给予止痛药物   C. 不需处理

    D. 10% 硫酸镁湿热敷   E. 拆线后换药

15. 张女士,自然分娩一男婴,现在产后第 2d。关于护士对新生儿脐部提供的护理措施,下列**错误**的是

    A. 3~7d 脱落   B. 保持脐带残端干燥   C. 有肉芽增生用硝酸银灼烧

    D. 脐部渗血无须处理   E. 脐带化脓遵医嘱用抗生素

(三) A3 型题

(1~2 题共用题干)

王女士,G_2P_1,经阴道分娩一男婴,现产后第 3d,诉说目前乳房胀痛,下腹部阵痛。体检:乳房胀,无红肿,子宫硬,脐下 2 指,阴道流血不多。

1. 关于缓解乳房胀痛的首选护理措施,下列正确的是

    A. 让新生儿多吸吮   B. 生麦芽煎汤喝   C. 芒硝外敷乳房

    D. 用吸奶器吸乳   E. 多喝汤水

2. 关于王女士下腹阵痛最可能的原因,下列正确的是

    A. 宫缩痛   B. 阑尾炎   C. 肠痉挛

    D. 子宫内膜炎   E. 附件炎

(3~4 题共用题干)

李女士,孕 40 周,会阴侧切术助娩一男婴,现产后第 4d,阴道出血不多,自觉会阴胀痛,发热。查体:体温 38℃,会阴局部红肿,有硬结。

3. 关于李女士可能出现的问题,下列正确的是

    A. 会阴切口血肿   B. 会阴切口感染   C. 子宫内膜炎

    D. 阴道壁血肿   E. 呼吸道感染

4. 针对李女士目前问题应采取的护理措施,下列**错误**的是

    A. 保持会阴部清洁干燥   B. 延期拆线的时间   C. 局部切口拆线

    D. 抗生素治疗   E. 局部理疗

(5~8 题共用题干)

董女士,孕 40 周,初产妇,因胎儿宫内窘迫行剖宫产术。

5. 术后第 1d,母婴同室,产科护士为其提供护理。关于护士观察到的新生儿生理特点,下列**错误**的是

    A. 呼吸较快,呈现腹式呼吸   B. 心率波动范围大,通常在 90~160 次 /min

    C. 24h 内排出胎便   D. 出现生理性黄疸

    E. 存在觅食反射、吸吮反射、拥抱反射及握持反射

6. 术后第 2d,护士指导母乳喂养。关于母乳喂养的方法,下列**错误**的是

    A. 每次哺乳时都应吸空一侧乳房后再吸吮另一侧乳房

    B. 哺乳结束挤出少许乳汁涂在乳头和乳晕上

    C. 定时哺乳促进乳汁分泌

    D. 产后 1 周应频繁哺乳

    E. 按需哺乳

7. 术后第 3d,护士指导产妇学习为新生儿沐浴。关于沐浴的注意事项,下列**错误**的是

    A. 防止交叉感染   B. 沐浴前可喂奶

    C. 沐浴时水温 38~42℃   D. 防止婴儿受凉、损伤

    E. 操作者的手始终注意保护婴儿

8. 术后 7d 出院,社区护士进行产后家庭访视。关于产后访视的内容,下列**错误**的是

    A. 观察子宫复旧、恶露的颜色及性质   B. 产妇饮食、睡眠及心理状况

    C. 观察乳房及哺乳情况   D. 腹部伤口情况

    E. 婴儿智力与智商

(四) A4 型题

(1~5 题共用题干)

张女士,初产妇,27 岁,阴道助娩一男婴,产后 1.5h 在产房观察。

1. 关于在产房的重点观察内容,下列**错误**的是

    A. 子宫收缩、出血量   B. 产妇饮食情况   C. 膀胱充盈情况

    D. 阴道有无血肿   E. 宫底高度

2. 产后 6h 未排尿,子宫收缩好,出血不多,查体:宫底脐上 1 指。关于其可能出现的问题,下列正确的是

    A. 子宫复旧不良   B. 宫腔积血   C. 卵巢肿瘤

    D. 尿潴留   E. 腹胀

3. 针对张女士目前出现的问题的处理方法,下列正确的是

    A. 排空膀胱   B. 按摩子宫   C. 定期复查

    D. 促进子宫收缩   E. 肌内注射缩宫素

4. 现产后 3d,出现发热,测体温 38.2℃,检查见双乳红肿胀痛,有硬结。关于其可能出现的问题,下列正确的是

    A. 乳腺炎   B. 乳汁淤积   C. 子宫内膜炎

    D. 会阴伤口感染   E. 上呼吸道感染

5. 针对张女士此时(产后 3d)出现的问题,首要的处理措施,下列正确的是

    A. 口服中药治疗   B. 抗生素治疗   C. 新生儿吸吮

    D. 局部湿敷   E. 按摩乳房

(6~10 题共用题干)

王女士,25 岁,妊娠 38 周,进行孕前咨询有关母乳喂养相关问题。

6. 关于 WHO 建议纯母乳喂养的时间,下列正确的是

    A. 婴儿出生后的 3 个月内   B. 婴儿出生后的 6 个月内

    C. 婴儿出生后的 9 个月内   D. 婴儿出生后的 12 个月内

    E. 婴儿出生后的 18 个月内

7. 产后 30min,母婴皮肤接触中,护士指导母乳喂养。关于乳房泌乳的关键,下列正确的是

    A. 婴儿吸吮   B. 产妇营养   C. 产妇睡眠

    D. 产妇精神状态   E. 产妇家庭对母乳喂养的态度

8. 产后 5d,主诉母乳不足咨询护士,关于判断母乳是否充足的标准,下列**错误**的是

    A. 每日 8 次左右满意的母乳喂养   B. 婴儿每日排尿 5~6 次,排便 2~4 次

    C. 婴儿体重增加   D. 婴儿睡眠良好

    E. 母亲睡眠良好

9. 产后 5 个月,因工作需要母婴分离,无法亲喂,咨询母乳储存相关知识。关于冰箱冷藏储存母乳的时间,下列正确的是

    A. 4h   B. 24h   C. 48h   D. 3 个月   E. 6 个月

10. 现婴儿 11 个月,咨询断奶的相关知识。关于断奶最简单的方法,下列正确的是

    A. 生麦芽水煎代茶饮   B. 芒硝敷两侧乳房   C. 维生素 B_6 口服

    D. 溴隐亭口服   E. 停止哺乳,减少汤汁饮食

三、简答题

1. 简述产后访视与护理的内容。

2. 简述协助排尿困难产妇排尿的方法。

3. 简述判断乳汁量分泌是否充足的标准。

4. 简述母乳的储存方法。

5. 简述退奶的方法。

6. 简述新生儿常见的生理状态。

7. 简述乙肝疫苗的接种方法。

四、案例分析

1. 某女士,28 岁,G_1P_1,孕 40 周临产入院。入院次日晨 4 时行会阴侧切术,产钳助娩一女婴,体重 4 000g。产后第 1d,查体发现体温 37.8℃,脉搏 70 次 /min,呼吸 18 次 /min,血压 120/75mmHg;子宫平脐,阴道流出血鲜红色;会阴切口缝合处水肿,无压痛。产妇自述尿量增多,且哺乳时出现下腹部疼痛;乳房胀痛,但无乳汁分泌;产妇住在母婴病房,自感焦虑。

请思考:

(1) 该产妇的表现有无异常?

(2) 如何进行子宫复旧的观察与护理?

2. 某女士,G_2P_1,阴道分娩一足月女婴,羊水清,出生后 1min Apgar 评分 8 分,产后半小时母婴进行了皮肤接触,在产房内观察 2h 后无异常进入休养室。

请思考:

(1) 如何对该新生儿进行评估?

(2) 如何针对该新生儿进行日常生活护理?

参考答案

一、名词解释

1. **产褥期**:从胎盘娩出至产妇全身器官(除乳腺外)恢复至正常未孕状态所需的一段时期,称为产褥期,一般规定为 6 周。

2. **子宫复旧**:指妊娠子宫自胎盘娩出后逐渐恢复至未孕状态的过程,一般为 6 周,主要变化为子宫体肌纤维缩复、子宫内膜再生、子宫血管变化及子宫颈和子宫下段的复原。

3. **泌乳热**:产后 3~4d 出现乳房血管、淋巴管极度充盈,乳房胀大,伴有体温升高,称为泌乳热。

4. **恶露**:产后随子宫蜕膜的脱落,含有血液及坏死的蜕膜组织经阴道排出的液体,称为恶露。

5. **正常足月新生儿**:是指胎龄≥37 周并 <42 周,出生体重≥2 500g 并 <4 000g,无畸形或疾病的活产婴儿。

6. **中性温度**:维持机体体温正常所需要的代谢率和耗氧量最低的环境温度。

二、选择题

（一）A1 型题

1. C	2. E	3. E	4. B	5. E	6. E	7. C	8. D	9. A	10. D
11. C	12. D	13. D	14. C	15. D	16. C	17. C	18. A	19. C	20. B
21. B	22. B	23. D	24. A	25. A	26. A	27. A	28. C	29. E	30. D
31. E	32. C	33. D	34. A	35. B	36. A				

（二）A2 型题

1. D	2. C	3. B	4. B	5. B	6. D	7. D	8. B	9. C	10. A
11. C	12. D	13. E	14. B	15. D					

（三）A3 型题

1. A	2. A	3. B	4. B	5. D	6. C	7. B	8. E

（四）A4 型题

1. B	2. D	3. A	4. B	5. C	6. B	7. A	8. E	9. C	10. E

三、简答题

1. 产后访视与护理的内容

(1) 产妇饮食、睡眠及心理指导。

(2) 子宫复旧的观察与护理。

(3) 母乳喂养指导。

(4) 腹部及会阴伤口护理。

(5) 性生活和产后健康检查的指导。

2. 协助排尿困难产妇排尿的方法

(1) 热水熏洗外阴或温开水冲洗尿道外口周围诱导排尿；热敷下腹部、按摩膀胱刺激膀胱肌收缩。

(2) 针刺关元、气海、三阴交、阴陵泉等穴位促其排尿。

(3) 肌内注射甲硫酸新斯的明 1mg 兴奋膀胱逼尿肌促排尿。

(4) 导尿：上述方法无效，给予导尿，留置尿管 1~2d。

3. 判断乳汁量分泌是否充足的标准　每日 8 次左右满意的母乳喂养；婴儿每日排尿 5~6 次，排便 2~4 次；婴儿体重增加，睡眠情况良好。

4. 母乳的储存方法　无法直接母乳喂养的产妇，可将乳汁吸出于储奶袋中储存。储存时间：20~30℃保存不超过 4h，4℃不超过 48h，−15~−5℃可保存 6 个月。

5. 退奶的方法

(1) 生麦芽 30~90g，水煎代茶饮，每日一剂，连续服用 3~5d。

(2) 芒硝 250g 分别装在两纱布袋内，敷两侧乳房并包扎，湿硬时更换。

(3) 维生素 B_6 200mg，每日 3 次，连服 3~5d。

(4) 甾体激素、溴隐亭等不推荐作为一线退奶药物。

6. 新生儿常见的生理状态

(1) 生理性体重下降。

(2) 生理性黄疸。

(3) 乳腺肿大及假月经。

(4) "马牙"和"螳螂嘴"。

(5) 新生儿红斑和粟粒疹。

7. 乙肝疫苗的接种方法　正常新生儿出生后 24h 内、1 个月、6 个月注射重组酵母乙肝病毒疫苗 1 次，每次 5μg。母亲为乙肝病毒携带者，新生儿应在出生 6h 内肌内注射高价乙肝免疫球蛋白 100~200IU，同时换部位注射重组酵母乙肝病毒疫苗 10μg。

四、案例分析

1.（1）该产妇的表现无异常。因为产妇体温在产后 24h 内可以升高，产后呼吸深慢，产褥期血压平稳，产后第 1d 宫底可以略上升至平脐，子宫复旧可引起宫缩痛，产后 3d 内是血性恶露，呈鲜红色，妊娠期体内潴留大量的液体在产褥早期主要由肾脏排出，导致产后 1 周内尿量增多。产妇体内的雌、孕激素水平下降，产后心理压力及疲劳等导致产妇焦虑。产后哺乳不及时导致乳房充盈而出现乳房胀痛。

（2）子宫复旧的观察与护理：每日同一时间手测子宫底高度，观察恶露的量、颜色和气味，以了解子宫复旧情况。如果子宫底高度上升，子宫体变软，应考虑子宫收缩不良，立即经腹壁按摩宫底，排出血块，预防产后出血。评估排尿及膀胱充盈情况，避免膀胱充盈影响子宫收缩。注意评估出血量，若出血量多，应及时查找病因。发现红色恶露增多且持续时间延长考虑子宫复旧不全，及时给予子宫收缩剂；若恶露有臭味且子宫压痛考虑感染，遵医嘱给予广谱抗生素控制感染。

2.（1）对新生儿评估：通过问诊、体格检查等方法对新生儿的健康史、身体状况（一般检查、头面部、颈部、胸部、腹部、脐带、脊柱四肢、肛门外生殖器、大小便、肌张力及活动情况、反射、亲子互动等）及日常活动进行全面评估。

（2）为新生儿提供的日常生活护理

1）环境与安全：新生儿居室的温度与湿度应随气候温度变化调节，房间宜向阳，光线充足，空气流通。室温保持在 24~26℃，相对湿度在 50%~60%。

2）生命体征观察：定时测新生儿体温，观察呼吸道通畅情况，保持新生儿取侧卧体位，预防窒息。

3）安全措施：新生儿床应配有床围，床上不放危险物品等。

4）预防感染：房间内应配有手消毒液，以备医护人员或探视者接触新生儿前消毒双手用。医护人员必须身体健康，定期体检。

5）沐浴：沐浴时室温控制在 26~28℃，水温控制在 38~42℃为宜。沐浴在喂奶后 1h 进行。新生儿体温未稳定者不宜沐浴。

6）脐部护理：脐带一般于出生后 3~7d 脱落。应保持脐带残端清洁干燥。

7）皮肤护理：每天洗澡，每次大便后用温水清洗臀部，勤换尿布，防止红臀。

8）免疫接种：出生后 3d 接种卡介苗；出生后 24h 内、1 个月、6 个月各注射重组酵母乙肝病毒疫苗 1 次，每次 5μg。

（王爱华）

第七章　高危妊娠管理

练习题

一、名词解释

1. 高危妊娠

2. 早期减速

3. 晚期减速

4. 变异减速

5. 无应激试验

6. 缩宫素激惹试验

二、选择题

（一）A1 型题

1. 为妊娠中期孕妇测量血压时，下列数值提示正常的是

A. 较基础血压高 30/15mmHg   B. 较基础血压低 30/15mmHg

C. 145/90mmHg,有家族史   D. 平静时血压 130/85mmHg

E. 平静时血压 70/50mmHg

2. 以下**不属于**高危妊娠范畴的是

A. 有刮宫史   B. 双胎妊娠   C. 有阑尾炎手术史

D. 妊娠年龄为 40 岁   E. 胎盘功能不全

3. 发生变异减速时最简便有效的应对方法是

A. 迅速镇静   B. 立刻终止妊娠   C. 立即抑制宫缩

D. 给予吸氧   E. 嘱孕妇左侧卧位

4. 电子胎儿监护中因宫缩时胎头受压而产生的胎心变化是

A. 加速   B. 早期减速   C. 变异减速

D. 晚期减速   E. NST 无反应型

5. 无应激试验的目的是

A. 观察胎动对宫缩的影响   B. 观察子宫对缩宫素的敏感性

C. 观察宫缩对胎心率的影响   D. 观察胎动对胎心率的影响

E. 观察宫缩对胎动的反应

6. 宫缩压力试验的目的是

A. 观察胎动后胎心增速的情况   B. 观察宫缩对胎心率的影响

C. 观察子宫对胎动的反应   D. 观察胎心率基线的变异

E. 观察子宫对缩宫素的敏感性

7. 提示胎儿宫内缺氧的结果是

A. OCT 试验阳性   B. 胎动 15 次 /12h

C. 胎儿头皮血 pH 值为 7.30   D. NST 出现胎动时伴胎心加速

E. 电子胎儿监护出现胎心率早期减速

8. 首次妊娠风险评估,按照风险严重程度分别以"绿、黄、橙、红、紫"5 种颜色进行分级标识;其中,紫色标识代表

A. 风险低   B. 一般风险   C. 较高风险

D. 高风险   E. 传染病

9. 下列妊娠风险评估**不正确**的是

A. 妊娠合并血小板减少(PLT 50~100×10⁹),但无出血倾向评估为黄色预警

B. 妊娠合并重度贫血(Hb 40~60g/L)者评估为橙色预警

C. 孕检时诊断为凶险性前置胎盘评估为红色预警

D. 孕妇既往有脑血管畸形及手术史评估为橙色预警

E. 孕检时诊断出合并梅毒双阳性评估为紫色预警

(二) A2 型题

1. 初产妇,35 岁,停经 8 周,B 超检查提示宫内孕。曾发生过 3 次自然流产,均在孕 3 个月左右。下列护理措施正确的是

A. 有阴道流血时再处理   B. 有宫缩时卧床休息   C. 宫颈内口缝扎术

D. 绝对卧床休息   E. 预防性口服硫酸沙丁胺醇

2. 初产妇,30 岁,妊娠 40 周,无阴道流血,无下腹痛。产检:宫高 33cm,胎方位 ROA,胎心率 145 次 /min。NST 为有反应型。此时恰当的处理方法是

A. 人工破膜   B. 等待自然临产   C. 剖宫产终止妊娠

D. 促宫颈成熟   E. 缩宫素引产

3. 经产妇,38 岁,G_4P_1,妊娠 25 周,于今日收住院观察,住院诊断:瘢痕子宫、前置胎盘。则该孕妇妊娠风险评估分级为

    A. 黄色   B. 橙色   C. 红色   D. 紫色   E. 绿色

4. 一重度抑郁症患者处于缓解期同时合并传染病,风险评估级别应为

    A. 紫色 + 绿色   B. 紫色 + 黄色   C. 紫色 + 橙色

    D. 紫色 + 红色   E. 紫色

5. 初产妇,27 岁,妊娠 36^{+5} 周,为其行胎心监护时发现宫缩高峰过后胎心率逐渐减慢,下降幅度 40 次 /min,持续时间长,恢复缓慢,这种图形最可能是

    A. 正常变异幅度   B. 正常变异频率   C. 早期减速

    D. 变异减速   E. 晚期减速

6. 37 周孕妇,做胎心监护时发现有胎心率减速与宫缩无固定关系,下降迅速且下降幅度为 72 次 /min,持续时间长短不一,但恢复迅速,最可能的原因是

    A. 子宫收缩时脐带受压兴奋迷走神经   B. 子宫收缩时胎头受压,脑血流量一时性减少

    C. 子宫收缩时胎头受压兴奋交感神经   D. 子宫胎盘功能不良

    E. 胎儿缺氧兴奋副交感神经

(三) A3 型题

(1~2 题共用题干)

某孕妇,妊娠 36 周,行电子胎儿监护,提示胎儿正常。

1. 其胎心率基线的变异幅度为

    A. 无变异   B. 1~5 次 /min   C. 6~9 次 /min

    D. 10~25 次 /min   E. 26~50 次 /min

2. 其胎心率基线的变异频率为

    A. 1 次 /min   B. 2 次 /min   C. 4 次 /min

    D. 5 次 /min   E. 7 次 /min

(四) A4 型题

(1~3 题共用题干)

孕妇,36 岁,妊娠合并乙肝,现 39 周临产,产程进展顺利,胎方位 LOA,S^{-0},胎心监护突然出现变异减速,胎心 70 次 /min 且持续 50s。

1. 本例胎心减慢最可能的原因为

    A. 胎盘早剥   B. 脐带受压   C. 胎头受压

    D. 胎盘功能减退   E. 慢性胎儿窘迫

2. 该孕产妇妊娠风险预警评估为

    A. 黄色   B. 橙色   C. 紫色

    D. 黄色、紫色   E. 橙色、紫色

3. 针对目前情况,**错误**的处理是

    A. 吸氧   B. 等待自然临产   C. 左侧卧位

    D. 做好抢救新生儿的准备   E. 若无阴道分娩禁忌,可引产

三、简答题

1. 简述妊娠风险评估分级。

2. 简述应用电子胎儿监护预测胎儿宫内储备能力的方法。

3. 简述缩宫素激惹试验的原理及临床意义。

四、论述题

高危妊娠主要监测内容有哪些?

五、案例分析

1. 张女士,37岁,G_3P_0,妊娠32周,本次妊娠为试管婴儿,"因头晕、视物模糊2d"到产科门诊就诊。查体:身高155cm,体重82kg,血压160/108mmHg,双下肢水肿(+++),宫高31cm,腹围86cm,胎方位ROA,胎心145次/min。辅助检查:血红蛋白88g/L,蛋白尿(+++)。初中文化水平,孕前体重68kg,曾自然流产2次。

请思考:

(1) 该孕妇有哪些高危因素?

(2) 该孕妇为分级管理的哪一级?

(3) 对该孕妇及胎儿应进行哪些监护措施?

2. 孕妇,29岁,G_3P_1,妊娠30^{+1}周,因夜间再次发生无痛性阴道流血2h,急诊收入院。查体:体温36.7℃,血压90/60mmHg,脉搏80次/min,宫高28cm,腹围89cm,尿蛋白(+),下肢水肿(+),血红蛋白82g/L,胎心率148次/min,胎方位LOA。B超提示胎盘位于子宫右后壁延至前壁覆盖宫颈口。

请思考:

(1) 请根据病例写出两个可能的医疗诊断。

(2) 为该孕妇确定2个主要的护理诊断/问题。

(3) 分别针对上述所列的护理诊断/问题列出主要护理措施。

3. 孕妇,32岁,G_2P_0,妊娠35周,因"阴道流液2h"急诊入院。查体:体温36.8℃,血压165/120mmHg,脉搏76次/min,宫高31cm,腹围93cm,无宫缩,胎方位LOA,胎先露高浮,胎心137次/min。孕妇非常担心早产对胎儿的影响。

请思考:

(1) 如何评估胎儿成熟度?

(2) 该孕妇可能存在哪些护理诊断/问题?

(3) 针对上述护理诊断/问题的主要护理措施有哪些?

4. 孕妇,25岁,G_1P_0,妊娠38^{+3}周,因"妊娠合并心脏病"住院待产。在做电子胎儿监护时发现有减速发生,减速与宫缩的关系不恒定,下降幅度为90次/min,持续时间长短不一,但很快能够恢复。

请思考:

(1) 如何评估胎儿宫内安危?

(2) 胎心率发生了什么变化?

(3) 产生上述胎心率变化的临床意义有哪些?

参考答案

一、名词解释

1. 高危妊娠:是指孕妇、胎儿或两者在妊娠或分娩期间危及其健康的风险高于正常妊娠。

2. 早期减速:指FHR曲线下降几乎与宫缩曲线上升同时开始,FHR曲线最低点与宫缩曲线高峰相一致,即波谷对波峰,减速的开始到胎心率最低点的时间≥30s,子宫收缩后迅速恢复正常。

3. 晚期减速:指FHR减速多在宫缩高峰后开始出现,即波谷落后于波峰,减速的开始到胎心率最低点的时间≥30s,恢复所需时间较长。

4. 变异减速:指FHR减速与宫缩无固定关系,下降迅速且下降幅度大(>70次/min),持续时间长短不一,但恢复迅速。

5. 无应激试验:指在无宫缩、无外界负荷刺激下,用电子胎儿监护仪进行胎心率与胎动的观察和记录,以了解胎儿储备能力。原理:在胎儿不存在酸中毒或神经受压的情况下,胎动时会出现胎心率的短暂上升,预示着正常的自主神经功能。

6. 缩宫素激惹试验:又称为宫缩应激试验,其目的为观察和记录宫缩后胎心率的变化,了解宫缩时胎盘一过性缺氧的负荷变化,评估胎儿的宫内储备能力。原理:在宫缩的应激下,子宫动脉血流减少,可促发胎儿一过性缺氧表现。对已处于亚缺氧状态的胎儿,在宫缩的刺激下缺氧逐渐加重,将诱导出现晚期减速。

二、选择题

(一) A1 型题

1. D　　2. C　　3. E　　4. B　　5. D　　6. B　　7. A　　8. E　　9. D

(二) A2 型题

1. D　　2. B　　3. A　　4. C　　5. E　　6. A

(三) A3 型题

1. D　　2. E

(四) A4 型题

1. B　　2. D　　3. B

三、简答题

1. 妊娠风险评估分级原则上应当在开展助产服务的二级以上医疗机构进行。

(1) 首次评估:按照严重程度以"绿(低风险)、黄(一般风险)、橙(较高风险)、红(高风险)、紫(传染病)"5 种颜色进行分级。①绿色:妊娠风险低。孕妇基本情况良好,未发现妊娠合并症、并发症。②黄色:妊娠风险一般。孕妇基本情况存在一定危险因素,或患有孕产期合并症、并发症,但病情较轻且稳定。③橙色:妊娠风险较高。孕妇年龄≥40 岁或 BMI≥28kg/m²,或患有较严重的妊娠合并症、并发症,对母婴安全有一定威胁。④红色:妊娠风险高。孕妇患有严重的妊娠合并症、并发症,继续妊娠可能危及孕妇生命。⑤紫色:孕妇患有传染性疾病。紫色标识者可伴有其他颜色的风险标识。对于分级为"橙色""红色"的孕妇,医疗机构应当填写《孕产妇妊娠评估分级报告单》,在 3d 内将报告单报送辖区妇幼保健机构;如妊娠风险分级为红色,应当在 24h 内报送。

(2) 动态评估:医疗机构应当结合孕产期保健服务,发现孕产妇健康状况有变化时,立即进行妊娠风险动态评估,根据病情变化调整妊娠风险及管理措施,并在《母子健康手册》上标注评估结果及评估日期。

2. (1) 无应激试验:指在无宫缩、无外界负荷刺激下,用电子胎儿监护仪进行胎心率与胎动的观察和记录,以了解胎儿储备能力。原理:在胎儿不存在酸中毒或神经受压的情况下,胎动时会出现胎心率的短暂上升,预示着正常的自主神经功能。方法:孕妇取坐位或侧卧位,一般监护 20min。由于胎儿存在睡眠周期,NST 可能需要监护 40min 或更长时间;

(2) 宫缩压力试验或缩宫素激惹试验:其目的为观察和记录宫缩后胎心率的变化,了解宫缩时胎盘一过性缺氧的负荷变化,评估胎儿的宫内储备能力。原理:在宫缩的应激下,子宫动脉血流减少,可促发胎儿一过性缺氧表现。对已处于亚缺氧状态的胎儿,在宫缩的刺激下缺氧逐渐加重,将诱导出现晚期减速。宫缩的刺激还可引起脐带受压,从而出现变异减速。宫缩的要求:宫缩≥3 次 /10min,每次持续≥40s。如果产妇自发的宫缩满足上述要求,无须诱导宫缩,否则可通过刺激乳头或静脉滴注子宫收缩药诱导宫缩。

3. OCT 的原理　用缩宫素诱导宫缩,并用电子胎儿监护仪记录胎心率的变化。若多次宫缩后重复出现晚期减速,胎心率基线变异减少,胎动后无胎心率加快,为阳性。若胎心率基线有变异或胎动后胎心率加快,无晚期减速,则为阴性。意义:若为阴性,提示胎盘功能尚佳,未来 1 周胎儿无死亡危险,可在 1 周后重复本试验。若阳性则提示胎盘功能减退,但也可能存在假阳性,需要用其他方法进一步检测胎盘功能。

四、论述题

高危妊娠监护内容主要包括:评估胎儿生长发育及宫内安危;监测胎盘、脐带和羊水等。高危妊娠孕妇应于 32~34 周开始评估胎儿健康状况,严重并发症孕妇应于 26~28 周开始监测。

1. 胎儿生长发育的监测

(1) 胎儿测量指标:根据末次月经、早孕反应出现的时间、胎儿颈项透明层、子宫底高度、B 型超声测量胎儿双顶径等推算胎龄。

(2) 孕妇测量指标:测量并记录孕妇的宫高、腹围,观察其动态变化,以间接了解胎儿宫内的发育情况。

2. 胎儿宫内状态的监测

(1) 胎动计数:评估胎儿在宫内是否缺氧的方法之一,若胎动计数 <6 次 /2h 时应注意是否出现胎儿宫内缺氧。

(2) B 超:不仅能显示胎儿大小、数目、胎位、有无胎心搏动、胎盘位置及成熟度,还可发现胎儿畸形。

(3) 血流动力学监测:彩色多普勒超声监测胎儿脐动脉和大脑中动脉血流。

(4) 监测胎心:①胎心听诊:可用胎心听诊器或多普勒胎心仪听诊胎心的强弱及节律,判断胎心率是否正常;②电子胎儿监护:不仅可以连续观察并记录胎心率的动态变化,还可以了解胎动、宫缩与胎心的关系。

(5) 胎盘功能检查:检查胎动、孕妇血液或尿液中的雌三醇、血液中的人胎盘催乳素和妊娠特异性 β- 糖蛋白等。

(6) 胎儿成熟度检查:抽取羊水检测卵磷脂 / 鞘磷脂比值、泡沫试验、磷脂酰甘油等。

(7) 胎儿缺氧程度检查:常用检查方法包括胎儿头皮血血气测定、胎儿血氧饱和度测定等,或用羊膜镜直接观察羊水的量、颜色、性状。

3. 孕产妇身心状况的监测

(1) 生命体征:及时监测孕妇的脉搏、呼吸、血压及体温变化,判断妊娠情况。

(2) 心脏情况:评估有无心脏杂音及心功能。

(3) 宫高和腹围:判断宫高、腹围是否与停经周数相符。

(4) 心理状态:应全面评估高危妊娠孕妇的心理状态、应对机制及社会支持系统。

五、案例分析

1. (1) 包括:①孕妇自然状况:年龄 37 岁、妊娠前体重超重、文化程度较低;②疾病因素:曾发生自然流产 2 次。现存在妊娠期高血压疾病、贫血、妊娠期体重增长过多。

(2) 该孕妇分级管理为橙色。

(3) 包括确定孕龄、监测生命体征、宫高及腹围、计数胎动、B 型超声检查、监测胎心、胎盘功能检查、胎儿成熟度检查、胎儿缺氧程度检查、胎儿先天性 / 遗传性疾病的检查。

2. (1) ①前置胎盘;②继发出血性贫血。

(2) ①潜在并发症:出血性休克。②有感染的危险　与孕妇贫血有关。

(3) 1) 潜在并发症:出血性休克。其护理措施如下:①保证休息,孕妇需绝对卧床,尤以左侧卧位为佳,并定时间断吸氧,每日 3 次,每次 1h;②减少刺激,孕妇需避免各种刺激,以减少出血机会,医护人员进行腹部检查时动作要轻柔,禁做阴道检查和肛门检查;③监测生命体征,及时发现病情变化,严密观察并记录孕妇生命体征,阴道流血的量、色、时间及一般情况,监测胎儿宫内状态。并按医嘱及时完成辅助检查项目:查血型、交叉配血试验等。发现异常及时报告医师并积极处理。

2) 有感染的危险　与孕妇贫血有关。其护理措施如下:①遵医嘱行口服硫酸亚铁、输血等措施,纠正贫血情况;②加强饮食营养指导:建议孕妇多食高蛋白以及含铁丰富的食物,如动物肝、绿叶蔬菜以及豆类等;③加强会阴部护理:使用消毒会阴垫,并及时更换,以保持会阴部清洁干燥;④监测孕妇的体温、血常规及阴道流血、分泌物的性质、颜色、气味等及时发现感染征象;按医嘱使用抗生素预防感染;⑤协助取样,监测孕妇血红蛋白的变化。

3. (1) 测定胎儿成熟度的方法,除计算妊娠周数、测量宫高与腹围、B 型超声测量胎头双顶径外,还可经腹壁羊膜腔穿刺抽取羊水进行以下检测:①卵磷脂 / 鞘磷脂(L/S)值:L/S 值 >2 提示胎儿肺成熟;②磷脂酰甘油(PG)测定:>3% 提示肺成熟;③泡沫试验或震荡试验:若两管液面均有完整的泡沫环,提示胎儿肺成熟。

(2) ①有感染的危险　与胎膜破裂后易造成病原体感染有关。②有脐带脱垂的危险　与胎膜破裂、羊水流出、胎先露尚未衔接有关。③自理能力受限　与绝对卧床休息、活动无耐力有关。④知识缺乏:缺乏孕期保健、胎儿评估等知识。⑤焦虑　与担心自身及胎儿健康、妊娠出现不良结局有关。

(3) ①预防感染:做好会阴护理和孕妇个人卫生,勤换会阴垫,保持外阴清洁干燥。严密观察与感染有关的体征,如体温、脉搏、白细胞计数及分类。必要时遵医嘱给予抗生素预防感染。②预防脐带脱垂:因胎先露尚未衔接,孕妇需绝对卧床休息,采取左侧卧位,抬高臀部预防脐带脱垂。③病情观察:严密观察孕妇生命体征、阴道流液情况,及时评估并记录胎心胎动情况。④协助自理:鼓励协助孕妇坚持自我照顾的行为。协助孕妇沐浴、如厕、穿衣、饮食等生活护理,将日常用品放于孕妇伸手可及处。⑤一般护理:调整饮食,摄入足够的蛋白质、蔬菜,补充维生素、铁和钙剂;给予间断吸氧,改善孕妇全身主要脏器及胎盘的氧供;合理运用药物进行稳定降压,预防发生抽搐。⑥心理护理:给予健康教育,在治疗及护理过程中,耐心倾听孕妇的诉说,表达理解、同情孕妇的感受;对孕妇及家属进行适当的安慰。

4.(1)①胎动计数:通过孕妇自我监测胎动,如胎动明显减少提示胎儿宫内缺氧。②电子胎儿监护:如无应激试验的结果为 NST 无反应型,需进一步做缩宫素激惹试验(OCT),若多次反复出现胎心晚期减速,提示胎盘功能减退、胎儿宫内缺氧。③B 型超声检查:观察胎动、胎儿肌张力、胎儿呼吸运动及羊水量。另外,脐血流仪检测胎儿脐动脉血流 S/D 比值有助于判断胎儿宫内安危状况。④羊膜镜检查:观察羊水性状、颜色,若已破膜,可直接观察到流出的羊水有无粪染。

(2)发生的是变异减速,其特点是胎心率减速与宫缩无固定关系,下降迅速,下降幅度 >70 次 /min,持续时间长短不一,但恢复迅速。

(3)变异减速的出现提示脐带有可能受压。可改变体位继续观察。如果存在变异减速伴有胎心率基线变异消失,提示可能存在胎儿宫内缺氧。

(秦春香)

第八章　妊娠期并发症妇女的护理

练习题

一、名词解释

1. 流产

2. 复发性流产

3. 异位妊娠

4. 早产

5. 妊娠期高血压疾病

6. 子痫

7. 妊娠期肝内胆汁淤积症

二、选择题

(一)A1 型题

1. 关于流产的叙述,正确的是

　　A. 凡妊娠不足 12 周、胎儿体重不足 500g 而终止者

　　B. 凡妊娠不足 28 周、胎儿体重不足 500g 而终止者

　　C. 凡妊娠不足 28 周、胎儿体重不足 1 000g 而终止者

　　D. 凡妊娠不足 37 周、胎儿体重不足 1 000g 而终止者

　　E. 凡妊娠不足 40 周、胎儿体重不足 1 000g 而终止者

2. 导致发生自然流产的最主要原因是

　　A. 宫颈松弛　　　　　　　　B. 染色体异常　　　　　　　　C. 母儿血型不合

　　D. 内分泌功能失调　　　　　E. 子宫畸形

3. 流产孕妇的主要症状有

　　A. 停经、腹痛、阴道流血　　　　　　　　B. 停经、早孕反应、腹痛

C. 尿频、腹痛、阴道流血   D. 停经、乳房变化、尿频

E. 子宫增大、阴道流血、腹痛

4. 先兆流产与难免流产的主要鉴别点是

    A. 阴道流血时间　　　　　B. 宫颈口是否已开　　　　C. 妊娠反应轻重

    D. 下腹疼痛程度　　　　　E. 妊娠试验阴性或阳性

5. 与各种流产相对应的临床特点,正确的描述是

    A. 完全流产:腹痛,阴道流血,宫口已开

    B. 先兆流产:宫口未开,阴道出血量少于月经量

    C. 难免流产:阴道出血少,未破膜

    D. 不全流产:宫口未开,阴道出血量减少

    E. 稽留流产:流产连续发生 3 次或 3 次以上

6. 异位妊娠最常发生的部位是

    A. 宫颈　　　　　　　　　B. 输卵管　　　　　　　　C. 卵巢

    D. 腹腔　　　　　　　　　E. 子宫直肠凹陷

7. 容易发生输卵管妊娠破裂的部位是

    A. 宫角部　　　　　　　　B. 间质部　　　　　　　　C. 峡部

    D. 壶腹部　　　　　　　　E. 伞部

8. 输卵管妊娠最常见的原因是

    A. 内分泌失调　　　　　　B. 受精卵游走　　　　　　C. 输卵管慢性炎症

    D. 输卵管手术粘连　　　　E. 精神神经功能紊乱

9. 诊断异位妊娠破裂(疑有腹腔内出血)最简单可靠的方法是

    A. 腹部检查　　　　　　　B. 盆腔检查　　　　　　　C. 阴道后穹窿穿刺

    D. B超　　　　　　　　　E. 腹腔镜检查

10. 对于先兆早产的孕妇,首要的治疗措施是

    A. 控制感染　　　　　　　B. 做好接生准备　　　　　C. 促胎肺成熟

    D. 抑制宫缩　　　　　　　E. 左侧卧位休息

11. 妊娠期高血压疾病最基本的病理生理变化是

    A. 全身小动脉痉挛　　　　B. 胎盘绒毛膜退行性变化　　C. 水钠潴留

    D. 底蜕膜出血　　　　　　E. 低蛋白血症

12. 妊娠期高血压疾病用硫酸镁治疗,最早出现的中毒反应是

    A. 呼吸减慢　　　　　　　B. 尿量增多　　　　　　　C. 尿量减少

    D. 膝腱反射亢进　　　　　E. 膝腱反射消失

13. 子痫发作时,首要的护理措施是

    A. 静脉滴注硫酸镁　　　　B. 左侧卧位　　　　　　　C. 保持呼吸道通畅

    D. 保持绝对安静　　　　　E. 监测生命体征

14. 控制子痫的首选药物是

    A. 硫酸镁　　　　　　　　B. 冬眠合剂　　　　　　　C. 肼屈嗪

    D. 氢氯噻嗪　　　　　　　E. 20% 甘露醇

15. 下面**不属于**轻度子痫前期的临床表现的是

    A. 收缩压≥140mmHg　　　B. BP≥160/110mmHg　　　C. 舒张压≥90mmHg

    D. 随机尿蛋白(+)　　　　E. 蛋白尿≥0.3g/24h

16. 关于妊娠期高血压疾病孕妇产时和产后的护理,**错误**的措施是

    A. 在第一产程应严密监测病人的生命体征、尿量、胎心及自觉症状等

B. 尽量缩短第二产程　　　　　C. 胎儿娩出前肩后立即静脉推注麦角新碱

D. 胎儿娩出后测血压,病情稳定后方可送回病房

E. 重症病人产后应继续硫酸镁治疗

17. 妊娠期高血压疾病妇女使用硫酸镁解痉时,应停用药物的情况是

A. 尿量 700ml/24h　　　　　B. 呼吸 18 次 /min　　　　　C. 膝腱反射消失

D. 血压 130/90mmHg　　　　E. 自觉症状消失或减轻

18. 妊娠期肝内胆汁淤积症首先出现的症状是

A. 皮肤瘙痒　　　　　　　　B. 黄疸　　　　　　　　　C. 尿色变深

D. 粪便色变浅　　　　　　　E. 肝区轻度压痛

19. 妊娠期肝内胆汁淤积症最特异的实验室证据是

A. 血清胆酸升高　　　　　　　　　　B. AST 升高

C. ALT 升高　　　　　　　　　　　　D. 毛细胆管胆汁淤积及胆栓形成

E. 毛细胆管扩张合并微绒毛水肿或消失

(二) A2 型题

1. 某 30 岁女士,孕 11 周,出现阵发性下腹痛,阴道排出一大块肉样组织,继而阴道大量出血。目前贫血貌,体温 37.2℃。妇科检查:宫口已开,有组织堵塞宫口,子宫较孕周略小,其最可能的诊断是

A. 先兆流产　　　　　　　　B. 稽留流产　　　　　　　C. 感染性流产

D. 难免流产　　　　　　　　E. 不全流产

2. 某初孕妇,35 岁。目前停经 40 多天,轻度腰酸,下腹疼痛,点滴阴道出血 4h。检查外阴阴道正常,宫口未开。子宫软,与孕周基本相符,双侧附件正常,妊娠试验(+),最可能的诊断是

A. 难免流产　　　　　　　　B. 完全流产　　　　　　　C. 不全流产

D. 先兆流产　　　　　　　　E. 异位妊娠

3. 某孕妇,婚后 5 年第一次怀孕。目前停经 49d,阴道有少许出血,下腹部轻微疼痛。检查阴道少量血性分泌物,子宫大小符合妊娠月份,宫口闭。实验室检查 hCG(+)。该孕妇最可能的诊断是

A. 先兆流产　　　　　　　　B. 完全流产　　　　　　　C. 难免流产

D. 过期流产　　　　　　　　E. 习惯性流产

4. 某孕妇 23 岁,月经规律,现停经 59d,阴道出血 2d,伴下腹隐痛;尿妊娠试验(+)。妇科检查子宫软,略大。行流产术,若排除宫外孕诊断,则在吸出物中应见到

A. 绒毛组织　　　　　　　　B. 子宫内膜组织　　　　　C. 血块

D. 胎儿肢体　　　　　　　　E. 蜕膜组织

5. 某 37 岁女士,妊娠 28 周检查发现妊娠期高血压疾病,孕 32 周行产检时发现血压升至 170/121mmHg。首先考虑为

A. 轻度子痫前期　　　　　　B. 重度子痫前期　　　　　C. 子痫

D. 胎盘早剥　　　　　　　　E. 前置胎盘

6. 某孕妇,自然流产 2 次,查原因怀疑为宫颈内口松弛所致。目前孕 9 周,若进行子宫内口缝扎术最好在妊娠的

A. 25~28 周　　　　　　　　B. 21~24 周　　　　　　　C. 17~20 周

D. 12~16 周　　　　　　　　E. 14~18 周

7. 王女士,28 岁,G₃P₁,平常月经规律,现停经 40d,阴道出血 2d,突发腹痛,伴恶心、呕吐、晕厥就诊。检查:T 36.8℃,P 120 次 /min,BP 80/50mmHg,面色苍白,十分紧张不安。妇科检查:阴道通畅,后穹窿饱满,宫颈举痛明显,子宫未检清,左侧宫旁有触痛。对该病人的护理措施**错误**的是

A. 配合抢救　　　　　　　　B. 做好常规阴道手术准备　　C. 注意保暖

D. 给予氧气吸入　　　　　　E. 抽血配血

8. 某孕妇 26 岁,宫内孕 37 周,近两天来感觉疲乏、头痛、视物不清。测血压 180/120mmHg,尿蛋白 6g/24h。追问病史 1 个月前血压 150/100mmHg。子宫大小与孕周相符,胎心 150 次 /min,枕右前位。为该病人提供的护理中**不妥**的是

    A. 病室保持安静清洁   B. 病人尽量取仰卧位   C. 每日记出入量

    D. 每日监测血压   E. 高蛋白高维生素饮食

9. 39 岁孕妇,G_2P_1,BMI=29kg/m^2,孕前患有高血压,其母有重度妊娠期高血压史,该孕妇罹患妊娠期高血压的易发因素**不包括**

    A. 高龄   B. BMI 过大   C. 经产妇

    D. 孕前高血压   E. 其母有重度妊娠期高血压史

10. 张某,孕 30 周时出现皮肤瘙痒,瘙痒常呈持续性,白昼轻,夜间加剧,随后出现黄疸,继而尿色变深,粪便色变浅,肝大但质地软,有轻度压痛,为该病人提供的护理中**不妥**的是

    A. 评估患者皮肤是否受损

    B. 嘱患者适当卧床休息,取左侧卧位

    C. 及时终止妊娠

    D. 观察记录瘙痒程度,以判断病情严重程度

    E. 建议患者勿留长且尖的指甲,并佩戴柔软的棉质手套

(三) A3 型题

(1~2 题共用题干)

孕妇,28 岁,孕 8 周出现阴道流血就诊。自诉流血量在逐渐增多,且伴有阵发的右侧腹痛。妇科检查发现子宫大小与停经周数相符,宫颈口已扩张,但宫颈口未见组织物。

1. 该孕妇可被诊断为

    A. 先兆流产   B. 难免流产   C. 不全流产

    D. 完全流产   E. 稽留流产

2. 对该孕妇的首要处理措施是

    A. 协助组织物完全排出   B. 积极保胎治疗   C. 静脉滴注抗生素

    D. 进行染色体检查   E. 嘱孕妇禁止性生活

(3~5 题共用题干)

某孕妇,25 岁,结婚 3 年,夫妇同居,未避孕,从未怀孕过,平素月经周期规律,现停经 44d,在抬重物劳动时突感右下腹剧烈疼痛伴阴道点滴出血半天。体检:BP:100/50mmHg,白细胞总数 $9.0×10^9$/L。妇科检查见阴道内有少许暗红色血,宫颈举痛明显,后穹窿饱满。

3. 该孕妇最可能的诊断是

    A. 先兆流产   B. 稽留流产   C. 异位妊娠破裂

    D. 习惯性流产   E. 急性阑尾炎

4. 对该病人可以协助确诊的检查方法是

    A. 尿 hCG 检查   B. 腹部检查   C. 宫颈黏液检查

    D. 宫颈活体组织检查   E. 后穹窿穿刺

5. 对该病人提供的护理措施中,**错误**的是

    A. 严密观察生命体征变化   B. 做好输血准备

    C. 监测胎心变化   D. 立即开通静脉通道

    E. 立即行灌肠术前准备

(6~7 题共用题干)

某孕妇孕 36 周,在乘坐的公共汽车急刹车后突感剧烈腹痛难忍。血压 140/100mmHg。检查:出现规律宫缩,伴有宫颈管的进行性缩短,但宫颈口尚未扩张。

6. 该孕妇最可能的诊断是

  A. 早产临产　　　　　　B. 前置胎盘　　　　　　C. 妊娠期高血压疾病

  D. 先兆早产　　　　　　E. 不完全性子宫破裂

7. 对该孕妇的正确处理是

  A. 及时抑制宫缩　　　　B. 期待疗法　　　　　　C. 积极降压治疗

  D. 及时终止妊娠　　　　E. 积极补充血容量

(8~9 题共用题干)

  某孕妇 28 岁,孕 29 周出现皮肤瘙痒,瘙痒发生后一周出现黄疸,患者尿色变深,粪便色变浅,肝大但质地软,有轻度压痛。

8. 该孕妇最可能的诊断是

  A. 妊娠期急性肝病　　　B. 妊娠期梗阻性黄疸　　C. 妊娠期皮炎

  D. 妊娠期肝内胆汁淤积症　E. 妊娠期急性脂肪肝

9. 关于该病,以下说法正确的是

  A. 皮肤瘙痒和黄疸是其最主要的表现,二者缺一不可

  B. 主要危害孕妇

  C. 主要危害胎儿

  D. 血清胆红素升高是其最主要的特异性实验室证据

  E. 在妊娠早、中、晚期均可发病

(四) A4 型题

(1~4 题共用题干)

  某 32 岁初孕妇,宫内孕 35 周,疲乏,脸色苍白来院。主诉既往身体健康,月经规律。检查见血压 150/95mmHg,脉搏 110 次 /min,尿蛋白(+),轻度右侧脚踝水肿。无头痛表现。

1. 此病人最可能的诊断是

  A. 一过性血压增高　　　B. 轻度子痫前期　　　　C. 重度子痫前期

  D. 子痫　　　　　　　　E. 妊娠合并慢性高血压

2. 对该妇女进行治疗,首选药物是

  A. 降压药物　　　　　　B. 扩充血容量　　　　　C. 利尿治疗

  D. 硫酸镁深部肌内注射　E. 催产素促进宫缩

3. 若对该孕妇积极解痉治疗,应该准备用来解毒的药物是

  A. 10% 葡萄糖酸钙　　　B. 10% 葡萄糖酸钠　　　C. 5% 碳酸氢钠

  D. 10% 葡萄糖酸锌　　　E. 5% 碳酸氢钙

4. 该孕妇发生抽搐时,首要的护理措施是

  A. 立即通知医生　　　　B. 观察病情并详细记录　C. 保持呼吸道通畅

  D. 加床挡防止受伤　　　E. 将病人安排在单人暗室

三、简答题

1. 简述流产的分类及其常见的临床表现。

2. 简述输卵管妊娠流产或破裂后的主要临床表现。

3. 简述先兆早产和早产临产的差异。

4. 简述重度子痫前期的临床表现。

5. 简述硫酸镁用药前及用药过程中需监测的指标。

6. 简述妊娠期肝内胆汁淤积症的主要症状及临床表现。

四、案例分析

1. 某孕妇,31 岁,停经 60d,因阴道有少许出血,下腹部轻微疼痛入院。妇科检查:阴道少量血性分泌物,

子宫大小符合妊娠月份,宫口闭。实验室检查:hCG(+)。

请思考:

(1) 该孕妇可能的临床诊断是什么?

(2) 应对该孕妇提供哪些护理措施?

2. 某妇女,30 岁,结婚 3 年,夫妻同居未避孕,平素月经周期规律,现停经 46d,在抬举重物时突感右下腹剧烈疼痛伴阴道点滴出血半天。体检:血压 100/50mmHg,白细胞总数 $9.0×10^9/L$。妇科检查见阴道内少量暗红色血,宫颈举痛明显,后穹窿饱满。

请思考:

(1) 该妇女最有可能的诊断是什么?

(2) 针对该妇女简单可靠的检查方法是什么?

(3) 该妇女可能出现的护理问题有哪些? 应采取哪些护理措施?

3. 某孕妇,28 岁,孕 34 周,在腹部遭受撞击后突感剧烈腹痛,血压 130/80mmHg。妇科检查:出现规律性子宫收缩,子宫颈的进行性改变,且伴有宫颈口扩张。

请思考:

(1) 该妇女最有可能的诊断是什么?

(2) 针对该妇女的治疗要点是什么?

4. 某孕妇,32 岁,宫内孕 35 周,近两天来感觉疲乏、头痛、视物不清。测血压 180/120mmHg,24h 尿蛋白 6g。追问病史,1 个月前血压 150/100mmHg。子宫大小与孕周相符,胎心率 150 次 /min,枕右前位。

请思考:

(1) 该孕妇最有可能的诊断是什么?

(2) 对该妇女进行治疗,首选的解痉药物是什么?

(3) 该妇女可能出现的护理问题有哪些? 应采取哪些护理措施?

5. 某孕妇,30 岁,孕 28 周出现皮肤瘙痒,瘙痒常呈持续性,白昼轻,夜间加剧,3 周后出现黄疸,患者尿色变深,粪便色变浅,肝大但质地软,有轻度压痛,经体查患者无急慢性肝病体征。

请思考:

(1) 该妇女最有可能的诊断是什么?

(2) 针对该妇女目前的状况应提供哪些护理措施?

参考答案

一、名词解释

1. 流产:凡妊娠不足 28 周、胎儿体重不足 1 000g 而终止者,均称为流产。

2. 复发性流产:指同一性伴侣连续发生 3 次及 3 次以上的自然流产,称为复发性流产。

3. 异位妊娠:正常妊娠时,受精卵着床于子宫体腔内膜。受精卵在子宫体腔外着床发育时,称为异位妊娠。

4. 早产:指妊娠满 28 周至不满 37 足周之间分娩者。

5. 妊娠期高血压疾病:是妊娠期特有的疾病,包括妊娠期高血压、子痫前期、子痫、慢性高血压并发子痫前期以及妊娠合并慢性高血压。

6. 子痫:在子痫前期的基础上出现抽搐发作,或伴昏迷,称为子痫。

7. 妊娠期肝内胆汁淤积症:是一种在妊娠期出现皮肤瘙痒及黄疸为特点的重要的妊娠期并发症,主要危害胎儿,使围生儿发病率、死亡率以及早产率增高。

二、选择题

(一) A1 型题

1. C   2. B   3. A   4. B   5. B   6. B   7. C   8. C   9. C   10. D

11. A　　12. E　　13. C　　14. A　　15. B　　16. C　　17. C　　18. A　　19. A

（二）A2 型题

1. E　　2. D　　3. A　　4. A　　5. B　　6. D　　7. B　　8. B　　9. C　　10. C

（三）A3 型题

1. B　　2. A　　3. C　　4. E　　5. E　　6. D　　7. A　　8. D　　9. C

（四）A4 型题

1. B　　2. D　　3. A　　4. C

三、简答题

1. （1）先兆流产：表现为停经后先出现少量阴道流血，量比月经量少，有时伴有轻微下腹痛，腰痛、腰坠。

（2）难免流产：由先兆流产发展而来，流产已不可避免。表现为阴道流血量增多，阵发性腹痛加重。

（3）不全流产：由难免流产发展而来，妊娠产物已部分排出体外，尚有部分残留于宫内，从而影响子宫收缩，致使阴道出血持续不止，严重时可引起出血性休克，下腹痛减轻。

（4）完全流产：妊娠产物已完全排出，阴道出血逐渐停止，腹痛随之消失。

（5）稽留流产：又称过期流产，是指胚胎或胎儿已死亡滞留在宫腔内尚未自然排出者。

（6）复发性流产：指同一性伴侣连续发生 3 次及 3 次以上的自然流产。

（7）流产合并感染：流产过程中，若阴道流血时间过长、有组织残留于宫腔内等，有可能引起宫腔内感染。

2. 停经、腹痛、阴道流血、晕厥与休克、腹部包块。

3. （1）先兆早产：凡妊娠满 28 周且不足 37 周，出现规则宫缩，伴有宫颈管的进行性缩短（经阴道超声测量宫颈长度不足 20mm），但宫颈口尚未扩张。

（2）早产临产：凡妊娠满 28 周且不足 37 周，有规律性子宫收缩（20min≥4 次或 60min≥8 次），伴有子宫颈的进行性改变，宫颈缩短≥80%，宫颈口扩张，情况与足月妊娠临产相仿。

4. （1）BP≥160/110mmHg；

（2）尿蛋白≥2.0g/24h 或随机尿蛋白≥（+++）；

（3）血清肌酐 >106μmol/L，血小板 <100×10^9/L；

（4）出现微血管溶血（LDH 升高）；

（5）血清 ALT 或 AST 升高；

（6）持续性头痛或其他脑神经或视觉障碍；

（7）持续性上腹不适。

5. （1）膝腱反射必须存在；

（2）呼吸不少于 16 次 /min；

（3）尿量每 24h 不少于 400ml，或每小时不少于 17ml。

6. （1）皮肤瘙痒：是首先出现的症状，常发生于妊娠 28~30 周，瘙痒常呈持续性，白昼轻，夜间加剧，一般先从手掌和脚掌开始，然后逐渐向肢体近端延伸甚至可发展到面部，但极少侵及黏膜。

（2）黄疸：部分病人出现黄疸为轻、中度。通常在瘙痒发生后 2~4 周内出现，发生黄疸时，病人尿色变深，粪便色变浅。

四、案例分析

1. （1）先兆流产；

（2）先兆流产孕妇需卧床休息，禁止性生活、禁灌肠等，以减少各种刺激。护士除了为其提供生活护理外，通常遵医嘱给孕妇适量镇静剂、孕激素等。随时评估孕妇的病情变化，如是否腹痛加重、阴道流血量增多等。此外，由于孕妇的情绪状态也会影响其保胎效果，因此护士还应注意观察孕妇的情绪反应，加强心理护理，从而稳定孕妇情绪，增强保胎信心。护士需向孕妇及家属讲明以上保胎措施的必要性，以取得孕妇及家属的理解和配合。

2. (1) 异位妊娠破裂;

(2) 阴道后穹窿穿刺;

(3) 护理问题:①有休克的危险 与出血有关;②恐惧 与担心手术失败有关;③潜在并发症:出血性休克。

护理措施:①对于接受手术治疗病人,应积极做好术前准备并提供心理支持;②对于接受非手术治疗病人的护理:应严密观察病情,加强化学药物治疗的护理,指导病人休息与饮食,监测治疗效果;③向患者提供健康教育。

3. (1) 早产临产;

(2) 若胎儿存活、无胎儿窘迫、胎膜未破,通过休息和药物治疗控制宫缩,尽量维持妊娠至足月;若胎膜已破,早产已不可避免时,则应尽可能地预防新生儿合并症以提高早产儿的存活率。

4. (1) 重度子痫前期;

(2) 硫酸镁;

(3) 护理问题:①体液过多 与下腔静脉受增大子宫压迫使血液回流受阻或营养不良性低蛋白血症有关。②潜在并发症:子痫,胎盘早期剥离。

护理措施:①保证休息:子痫前期病人住院治疗。保证充分的睡眠,以左侧卧位为宜。②调整饮食:需摄入足够的蛋白质(100g/d 以上)、蔬菜,补充维生素、铁和钙剂。食盐不必严格限制,注意水肿情况,全身水肿的孕妇应限制食盐入量。③密切监护母儿状态:如头痛、视力改变、上腹不适等症状。每日测体重及血压,每日或隔日复查尿蛋白,定期监测血压、胎儿发育状况和胎盘功能。④间断吸氧。⑤用药护理:硫酸镁为目前治疗子痫前期和子痫的首选解痉药物,护士应明确硫酸镁的用药方法、毒性反应以及注意事项。⑥遵医嘱,若需适时终止妊娠,需做好相应的心理护理及终止妊娠的准备工作。

5. (1) 妊娠期肝内胆汁淤积症;

(2) ①一般护理:护士应嘱病人适当卧床休息,取左侧卧位以增加胎盘血流量。给予吸氧、高渗葡萄糖、维生素及能量等。②产科监护:由于 ICP 主要危害胎儿,因此护士应加强胎儿监护的管理,及时发现问题,并及时报告医生。适时终止妊娠是降低围生儿发病率的重要措施。同时,积极预防产后出血。③皮肤护理:护士应注意病人因瘙痒可能造成的皮肤受损。对重度瘙痒病人,护士可采取预防性的皮肤保护,如建议病人勿留长且尖的指甲,戴柔软的棉质手套等。④健康教育:护士应向病人及家属讲解有关妊娠期肝内胆汁淤积症的知识,尤其是其对胎儿的影响,以引起病人及家属足够的重视,从而积极配合治疗。⑤护士还应配合相关的实验室检查,如检测肝功能、血胆酸以监测病情。

(陆 虹)

第九章 胎儿及其附属物异常

练习题

一、名词解释

1. 双胎妊娠

2. 胎儿窘迫

3. 新生儿窒息

4. 胎盘早剥

5. 子宫胎盘卒中

6. 前置胎盘

7. 低置胎盘

8. 凶险性前置胎盘

9. 羊水过多

10. 羊水过少

11. 胎膜早破

二、选择题

(一) A1 型题

1. 下列与双胎**无关**的是

　　A. 胎膜早破　　　　　　　　B. 早产　　　　　　　　　　C. 胎位异常

　　D. 胎盘早剥　　　　　　　　E. 子宫破裂

2. 关于双胎妊娠的描述,**错误**的是

　　A. 容易发生妊娠期高血压疾病　　B. 容易发生前置胎盘　　　C. 容易发生胎盘早剥

　　D. 容易发生产后出血　　　　E. 容易发生过期妊娠

3. 双胎孕妇分娩,第一个胎儿娩出后,**错误**的是

　　A. 尽快娩出第二个胎儿　　B. 查明第二个胎儿胎位　　C. 监测胎心率

　　D. 保持纵产式　　　　　　E. 应立即断脐

4. 胎儿急性缺氧初期,胎动通常

　　A. 减弱　　　　B. 增强　　　　C. 减少　　　　D. 频繁　　　　E. 消失

5. 关于胎儿窘迫,下列描述正确的是

　　A. 胎心率为 118 次 /min　　　　　　B. 胎动为 20 次 /12h

　　C. 电子胎儿监护多次出现晚期减速　　D. NST 为反应型

　　E. 胎儿头皮血 pH 值为 7.25

6. 导致慢性胎儿窘迫的原因是

　　A. 脐带受压　　　　　　　　B. 胎盘早剥　　　　　　　　C. 出血性休克

　　D. 胎盘功能不全　　　　　　E. 宫缩过强

7. 产时胎儿窘迫的诊断依据是

　　A. 破膜后羊水质稀,淡黄色　　　　B. 胎动减弱

　　C. 电子胎儿监护出现胎心率早期减速　　D. 宫缩高峰时胎心 115 次 /min

　　E. 胎儿头皮血 pH 值为 7.08

8. 慢性胎儿窘迫时,孕妇应取

　　A. 平卧位　　　　　　　　　B. 左侧卧位　　　　　　　　C. 右侧卧位

　　D. 头高脚低位　　　　　　　E. 去枕平卧位

9. 胎盘早剥的主要病理变化是

　　A. 底蜕膜出血　　　　　　　B. 小动脉痉挛　　　　　　　C. 羊水栓塞

　　D. 凝血功能障碍　　　　　　E. 急性肾衰竭

10. 胎盘早剥与先兆子宫破裂的相似点是

　　A. 子宫压痛　　　　　　　　B. 跨耻征阳性　　　　　　　C. 血尿

　　D. 出现病理性缩复环　　　　E. 合并重度子痫前期

11. 关于胎盘早剥的临床表现,描述**错误**的是

　　A. 破膜时流出血性羊水　　　　　　B. 触诊子宫硬如板状

　　C. 胎位扪不清,胎心听不清　　　　D. 阴道流血量与贫血程度成正比

　　E. 常伴发重度子痫前期

12. 关于胎盘早剥的处理,正确的是

　　A. 纠正休克,适当补液　　　　　　B. 确诊为轻型者可行期待疗法

C. 病情恶化时应及时行剖宫产　　　　　D. 应及早使用肝素预防凝血功能障碍

E. 阴道分娩者不宜行人工破膜

13. 胎盘早剥最严重的并发症是

A. 子宫卒中　　　　　B. 产后出血　　　　　C. 失血性休克

D. DIC　　　　　E. 产褥感染

14. 前置胎盘病人的主要临床表现是

A. 有痛性阴道流血　　　　　B. 无痛性阴道流血　　　　　C. 阴道流血常与外伤有关

D. 宫缩时阴道流血停止　　　　　E. 阴道流血量与贫血程度不成正比

15. 下列**不属于**前置胎盘临床表现的是

A. 胎先露下降受阻　　　　　　　　　　B. 子宫张力高,胎心音不易闻及

C. 子宫下段可闻及胎盘血流音　　　　　D. 宫缩呈间歇性

E. 阴道流血前常无明显诱因

16. 关于前置胎盘的处理,描述正确的是

A. 立即终止妊娠　　　　　B. 肛查以决定分娩方式　　　　　C. 首选阴道分娩

D. 禁止阴道检查及肛查　　　　　E. 行灌肠促进子宫收缩

17. 诊断前置胎盘较安全、可靠的方法是

A. 阴道检查　　　　　B. 腹腔镜检查　　　　　C. X 线检查

D. 阴道镜检查　　　　　E. B 型超声检查

18. 羊水过多合并正常胎儿的处理,描述正确的是

A. 无须特殊处理　　　　　　　　　　B. 每 1 周可行 2 次穿刺放羊水

C. 吲哚美辛不能治疗羊水过多　　　　　D. 人工破膜后放羊水 2 000ml

E. 压迫症状严重者可行羊膜腔穿刺放羊水

19. 为明确是否为胎儿神经管畸形导致羊水过多,有助于判断的指标是

A. 血雌三醇值　　　　　B. 血 hCG 值　　　　　C. 血 AFP 值

D. 血 hPL 值　　　　　E. 羊水 L/S 比值

20. 羊水过少的处理措施,**错误**的是

A. 孕中晚期可行羊膜腔灌注法　　　　　B. 若妊娠足月,应尽早破膜

C. 剖宫产可降低围生儿病死率　　　　　D. 一旦确诊,立即行剖宫产

E. 多次羊膜腔输液可致绒毛膜羊膜炎

21. 羊水过多常见于

A. 多胎妊娠　　　　　B. 过期妊娠　　　　　C. 胎膜早破

D. 孕妇脱水　　　　　E. 胎儿先天性肾缺如

22. 胎膜早破对母儿的危害**不包括**

A. 早产　　　　　B. 胎儿窘迫　　　　　C. 新生儿肺炎

D. 胎儿畸形　　　　　E. 脐带脱垂

23. 胎膜早破病人需行剖宫产的指征**不包括**

A. 胎儿窘迫　　　　　　　　　　B. 胎肺成熟

C. 羊水重度污染　　　　　　　　　　D. 孕 32 周,无感染

E. 孕 36 周,胎头高浮,宫颈未成熟

24. 关于胎膜早破的预防,**错误**的是

A. 积极治疗阴道炎　　　　　　　　　　B. 补充维生素 C

C. 避免突然增加腹压　　　　　　　　　　D. 妊娠后期减少性生活次数

E. 宫口松弛者,孕 10 周行宫颈环扎术

25. 下列关于胎膜早破的护理措施,**错误**的是
    A. 休息时取半卧位　　　　　　　　　　B. 绝对卧床休息,禁灌肠
    C. 严密观察流出羊水的性状　　　　　　D. 严密观察胎心音
    E. 指导孕妇自测胎动

(二) A2 型题

1. 孕妇,30 岁,妊娠 30 周,因腹部受到撞击出现持续性腹痛。诊断为重型胎盘早剥。该孕妇最易出现的并发症是
    A. 心力衰竭　　　　　　　B. 呼吸窘迫综合征　　　　　C. 羊水过少
    D. 弥散性血管内凝血　　　E. 胎膜早破

2. 孕妇,35 岁,妊娠 31 周。出现无痛性阴道出血 2 次,流血量少于月经量。胎心正常,子宫无压痛。正确的护理措施是
    A. 卧床休息　　　　　　　B. 肛查　　　　　　　　　　C. 阴道检查
    D. 缩宫素引产　　　　　　E. 立即剖宫产

3. 某女,28 岁,妊娠 4 个月。检查子宫大于停经月份。为鉴别正常妊娠、多胎妊娠或羊水过多,最佳方法是
    A. 超声多普勒　　　　　　B. 血 AFP 测定　　　　　　　C. B 型超声
    D. 腹部 X 线摄片　　　　　E. 胎儿心电图

4. 孕妇,26 岁,妊娠 24 周,B 超诊断为双胎妊娠,下列护理措施**错误**的是
    A. 仰卧位　　　　　　　　B. 加强营养　　　　　　　　C. 注意多休息
    D. 增加产前检查次数　　　E. 注意监测宫高、腹围和体重

5. 孕妇,37 岁,妊娠 38 周。突然感到剧烈腹痛,并伴少量阴道流血。检查:血压 170/110mmHg,子宫似足月妊娠大小,硬如板状,有压痛,胎位不清。最可能的诊断是
    A. 见红　　　　　　　　　B. 临产　　　　　　　　　　C. 前置胎盘
    D. 胎盘早剥　　　　　　　E. 早产

6. 孕妇,妊娠 32 周。因"胎膜早破"14h 入院,检查发现胎心正常,无腹痛。**错误**的处理措施是
    A. 给予吸氧　　　　　　　B. 严密观察孕妇生命体征　　C. 监测白细胞计数
    D. 监测胎儿宫内安危　　　E. 无须使用抗生素

7. 孕妇,27 岁,G_1P_0,孕 35 周,自诉有液体从阴道流出。查体:无腹痛,肛诊时触不到羊膜囊,上推胎儿先露部可见到阴道流液量增多。应考虑为
    A. 先兆流产　　　　　　　B. 先兆早产　　　　　　　　C. 临产
    D. 胎膜早破　　　　　　　E. 胎盘早剥

8. 孕妇,25 岁,G_1P_0,妊娠 34^{+5} 周,胎方位 LOA,出现无痛性阴道流血,无宫缩,胎心 136 次/min。最恰当的处理方法是
    A. 期待疗法　　　　　　　B. 给予缩宫素　　　　　　　C. 人工破膜
    D. 阴道检查　　　　　　　E. 剖宫产

9. 孕妇,32 岁,妊娠 35 周,阴道有液体流出,诊断为胎膜早破。护士听胎心发现胎心异常,行阴道检查,发现脐带脱垂,此时应
    A. 立即还纳脐带　　　　　B. 顺其自然　　　　　　　　C. 保持外阴清洁
    D. 定时观察羊水性状　　　E. 定时听胎心

10. 孕妇,妊娠 34 周,血压 160/110mmHg。因意外碰撞出现持续性腹痛,查体:子宫硬如板状,有压痛,子宫大于妊娠周数,阴道无流血,胎心、胎动消失。以下处理措施正确的是
    A. 缩宫素引产　　　　　　B. 剖宫产　　　　　　　　　C. 等待胎儿自行娩出
    D. 产钳助产　　　　　　　E. 水囊引产

11. 孕妇,27岁,人工流产1次,后曾继发不孕。本次妊娠20周时出现无痛性少量阴道流血,经治疗后血止。妊娠24周再次出现少量阴道流血而住院治疗,妊娠28周第3次出现无痛性阴道流血,量较前2次多,考虑其可能为

    A. 部分或完全性前置胎盘   B. 部分或边缘性前置胎盘

    C. 边缘性或完全性前置胎盘   D. 完全性前置胎盘

    E. 边缘性前置胎盘

12. 孕妇,32岁,妊娠33周,产检:宫高32cm,腹围90cm,胎方位LOA,腹部皮肤发亮,胎心遥远。可能是

    A. 妊娠期高血压疾病   B. 双胎   C. 胎儿畸形

    D. 羊水过多   E. 巨大儿

13. 孕妇,23岁,妊娠28周,近日来子宫急剧增大,下肢水肿,孕妇自觉呼吸费力,不能平卧。经辅助检查排除胎儿畸形。此时最佳的处理是

    A. 立即终止妊娠   B. 人工破膜引产   C. 经腹羊膜腔穿刺放羊水

    D. 控制饮食和饮水   E. 给予利尿剂

14. 孕妇,28岁,妊娠37周,近10d来子宫无明显增大,胎动时感觉腹部疼痛,超声检查显示:羊水过少。下列可能导致羊水过少的是

    A. 妊娠合并糖尿病   B. 孕妇黄体酮含量高   C. 胎儿泌尿系统异常

    D. 妊娠合并肾脏病   E. 妊娠期高血压疾病

15. 孕妇,28岁,妊娠33周,早晨起床时出现无痛性阴道少量流血,量中等,无腹痛,为确诊需参考的辅助检查结果是

    A. 血压高   B. 胎心听不清

    C. 子宫有局限性压痛   D. 贫血程度与阴道流血量不相符

    E. B型超声检查见胎盘下缘部分覆盖宫颈内口

16. 孕妇,31岁,妊娠34周,出现无痛性阴道流血,量较多,查血压80/50mmHg,脉搏120次/min,神清,胎心160次/min,阴道有活动性流血。此时最恰当的处理应是

    A. 止血,输液,等待足月终止妊娠

    B. 纠正休克同时行急诊剖宫产术

    C. 输血补液,待血压、心率稳定,胎心正常后行剖宫产术

    D. 争取破膜后胎头压迫止血

    E. 输血同时根据胎产式及胎方位决定分娩方式

17. 孕妇,30岁,G_1P_0,孕37周。羊水过多,行羊膜腔穿刺术后为该孕妇腹部放置沙袋的目的是

    A. 减轻疼痛   B. 减少出血   C. 预防休克

    D. 预防血栓形成   E. 预防感染

18. 孕妇,30岁。停经28^{+5}周,G_2P_0。行产前检查时,超声检查显示:羊水最大暗区垂直深度8.5cm,被诊断为"羊水过多"。给予该孕妇的指导中,**错误**的是

    A. 减少增加腹压的活动   B. 一次放羊水量不超过1500ml

    C. 密切观察胎心及胎动   D. 休息时去枕平卧

    E. 定期测量宫高及腹围

19. 女性,30岁,妊娠35周,因阴道流血就诊,诊断为前置胎盘,拟急行剖宫产收入院。护士首先应为病人做的是

    A. 办理入院手续   B. 进行沐浴更衣   C. 检查阴道出血情况

    D. 进行会阴清洗   E. 用平车送入病区

（三）A3 型题

（1~3 题共用题干）

孕妇，29 岁，妊娠 35 周，下楼不慎跌倒在地后出现轻微腹痛。查体：血压 128/78mmHg，脉搏 76 次/min，子宫软，大小与妊娠周数相符，压痛可疑，胎位清，胎心率正常。

1. 该孕妇可能的诊断是

    A. 子痫导致重型胎盘早剥　　　　　　　B. 子痫导致轻型胎盘早剥

    C. 先兆子宫破裂导致腹痛　　　　　　　D. 外伤导致先兆子宫破裂

    E. 外伤导致轻型胎盘早剥

2. 首要的处理措施是

    A. 抗休克至病情稳定后终止妊娠　　　　B. 以镇静、解痉、降压治疗为主

    C. 尽快终止妊娠　　　　　　　　　　　D. 在抗休克同时剖宫产终止妊娠

    E. 促进胎肺成熟并等待自然分娩

3. 应提供的护理措施是

    A. 定时测量宫高、腹围、血压　　　　　B. 严密观察产程进展和母儿情况

    C. 准确测量剥离面出血量并记录　　　　D. 配合医生立即行剖宫产

    E. 定时吸氧，右侧卧位

（4~6 题共用题干）

孕妇，30 岁，妊娠 37 周，清晨睡醒时发现阴道流血，急诊入院。体检：BP 80/55mmHg，脉搏 120 次/min，胎心音 160 次/min，阴道少量活动性出血。

4. 为明确诊断，应进行的检查是

    A. 阴道 B 超确定胎盘边缘与宫颈内口关系　　B. 宫腔镜检查以明确胎盘是否遮住宫颈

    C. 腹腔镜检查以明确胎盘是否遮住宫颈　　　D. 输血输液的同时进行阴道检查

    E. 产科检查确定有无先兆子宫破裂

5. 最恰当的处理措施是

    A. 止血抗休克治疗　　　　B. 镇静抗感染治疗　　　　C. 加强宫缩终止妊娠

    D. 剖宫产终止妊娠　　　　E. 等待自然分娩

6. 应提供的护理措施是

    A. 按期待疗法护理并测量宫高腹围　　　B. 保暖、吸氧，迅速补充血容量

    C. 做阴道助产及抢救新生儿的准备　　　D. 注意病人主诉并给予人工破膜

    E. 绝对卧床休息，右侧卧位，间歇吸氧

（7~8 题共用题干）

孕妇，34 岁，孕 34 周，近几周自觉腹部增大明显，无明显呼吸困难，产科检查时见腹部膨隆明显，触诊皮肤张力大，胎位不清，胎心音遥远。

7. 该孕妇最可能的诊断是

    A. 子痫前期　　　　　　B. 前置胎盘　　　　　　C. 羊水过少

    D. 胎盘早剥　　　　　　E. 羊水过多

8. 对该孕妇的恰当护理措施是

    A. 观察孕妇的生命体征预防胎儿窘迫　　B. 定期测量宫高腹围体重预防脐带脱垂

    C. 嘱低钠饮食，减少增加腹压的动作　　D. 腹腔穿刺放羊水一次不超过 2 000ml

    E. 放羊水后腹部加压包扎预防感染

（9~10 题共用题干）

初产妇，妊娠 29 周，发现阴道持续流液 10h，消毒阴道后检查触不到前羊水囊，有液体从宫口流出，阴道内液体的 pH 值试纸检测为 7.16。临床诊断为胎膜早破。

9. 此孕妇**不可能**出现的并发症是

  A. 胎儿窘迫   B. 早产   C. 晚期流产

  D. 宫腔感染   E. 脐带脱垂

10. 预防发生胎膜早破的措施,**错误**的是

  A. 孕期适度活动   B. 妊娠最后 2 个月禁止性生活

  C. 加强产前检查   D. 不必治疗宫颈内口松弛

  E. 孕期积极预防下生殖道感染

(11~12 题共用题干)

孕妇,妊娠 28 周,因车祸碰撞腹部后出现持续性腹痛。查体:子宫硬如板状,有压痛,子宫比妊娠周数大,阴道无流血,胎心、胎动消失。诊断为重型胎盘早剥。

11. 正确的处理原则是

  A. 滴缩宫素引产   B. 纠正休克,终止妊娠   C. 等待胎儿自己娩出

  D. 产钳助产   E. 水囊引产

12. 该孕妇最易出现的并发症是

  A. 心衰   B. 呼吸窘迫综合征   C. 羊水过少

  D. 弥散性血管内凝血   E. 胎膜早破

(13~14 题共用题干)

孕妇,23 岁,妊娠 38 周,胎动减少 1d。产检:宫高 28cm,胎心 132 次/min,子宫敏感性高,轻微刺激即可诱发宫缩。

13. 该孕妇目前重要的辅助检查手段是

  A. 腹部四步触诊   B. 电子胎儿监护   C. 住院观察

  D. B 型超声检查   E. 尿雌三醇、人胎盘催乳素检测

14. 本例最可能的诊断是

  A. 羊水过少   B. 正常妊娠   C. 羊水过多

  D. 脐带绕颈   E. 足月妊娠临产

(四) A4 型题

(1~4 题共用题干)

经产妇,28 岁,妊娠 37 周,无痛性阴道大量流血 2h 急诊入院。查体:血压 80/60mmHg,脉搏 104 次/min,无宫缩,宫底在剑突下 2 指,臀先露,胎心率 95 次/min,骨盆外测量正常。

1. 本例最可能的诊断是

  A. 先兆临产   B. 正常产程   C. 先兆子宫破裂

  D. 胎盘早剥   E. 前置胎盘

2. 确诊本例需要参考的辅助检查结果是

  A. 血压高   B. B 型超声见胎盘下缘部分覆盖宫颈内口

  C. 胎心听不清   D. 贫血程度与阴道失血量不符

  E. 子宫有局限性压痛

3. 最恰当的处理措施是

  A. 期待疗法   B. 立即剖宫产   C. 静脉滴注缩宫素

  D. 人工破膜   E. 外转胎位术

4. 预防本病发生的有意义措施是

  A. 加强定期产前检查   B. 避免宫腔内压力骤降

  C. 避免多次刮宫、多产、产褥感染   D. 妊娠期间避免长时间仰卧位和腹部外伤

  E. 积极防治妊娠期高血压疾病

(5~7题共用题干)

张女士,36岁,结婚11年,G_4P_0,孕31周,人工流产2次,稽留流产刮宫1次,阴道少量出血2d,无腹痛,体检:胎头高浮,胎心率140次/min,耻骨联合上方可闻胎盘杂音。

5. 最有可能的诊断是

    A. 先兆流产　　　　　　　　B. 胎盘早剥　　　　　　　　C. 前置胎盘

    D. 先兆子宫破裂　　　　　　E. 胎盘边缘血窦破裂

6. 最恰当的处理是

    A. 人工破膜及缩宫素静滴　　B. 即刻人工破膜　　　　　　C. 立即剖宫产术

    D. 缩宫素引产　　　　　　　E. 期待疗法

7. 在护理过程中,下列**错误**的是

    A. 吸氧　　　　　　　　　　B. 卧床休息　　　　　　　　C. 肛查

    D. 严密观察病情变化　　　　E. 配血备查

三、简答题

1. 简述双胎妊娠孕妇的分娩期护理注意事项。

2. 简述急性胎儿窘迫的处理。

3. 简述胎盘早剥的分级标准。

4. 简述前置胎盘孕妇采用期待疗法的目的和适用条件。

5. 简述羊水过多对母儿的影响。

6. 简述羊水过少的处理措施。

7. 简述羊水胎粪污染的分度。

8. 简述新生儿窒息的临床表现。

9. 简述胎膜早破的护理措施。

四、案例分析

1. 孕妇,30岁,G_3P_0,妊娠30^{+1}周,主诉"因停经30^{+1}周,阴道流血2h"急诊入院,患者夜间无明显诱因出现阴道流血,不伴有腹痛,湿透一片卫生巾。急诊室测量生命体征:体温36.5℃,脉搏88次/min,呼吸18次/min,血压100/70mmHg,外阴见血迹。急诊超声检查提示:宫内妊娠30周,LOA,单活胎,完全性前置胎盘。

请思考:

(1) 如何进行护理评估?

(2) 该孕妇存在的主要护理诊断/问题是什么?

(3) 针对上述护理诊断/问题的主要护理措施有哪些?

2. 孕妇,34岁,结婚10年未孕,在辅助生殖技术协助下受孕双胎成功。主诉"妊娠34^{+5}周,腹部发紧1d"入院。

请思考:

(1) 该孕妇最可能患了什么疾病?

(2) 如何进行护理评估?

(3) 该孕妇存在的主要护理诊断/问题是什么?

(4) 针对上述护理诊断/问题的护理措施有哪些?

3. 孕妇,29岁,G_2P_0,妊娠35^{+1}周,既往产前检查血压正常,孕28周产检时发现血压增高,孕妇因害怕药物对胎儿有不利影响而未服用降压药。今日凌晨突然阴道流血,量少,伴有下腹紧缩感,约10min有一阵腹痛,遂急诊入院。

请思考:

(1) 该孕妇最可能患了什么疾病?

(2) 如何进行护理评估?

（3）该孕妇存在的主要护理诊断／问题是什么？

（4）针对上述护理诊断／问题的护理措施有哪些？

4. 孕妇，34 岁，G_1P_0，妊娠 22^{+3} 周，近 1 周自觉腹部增大明显，近 3d 感呼吸困难。

请思考：

（1）该孕妇最可能患了什么疾病？

（2）该孕妇存在的主要护理诊断／问题是什么？

（3）针对上述护理诊断／问题的护理措施有哪些？

5. 孕妇，28 岁，G_3P_0，妊娠 28^{+6} 周，白天做家务忙碌一天，晚上感觉腹部一阵一阵发硬，无疼痛，持续约 1h，突然感到有少量液体自阴道流出，不知道是阴道分泌物还是羊水流出，遂急诊入院。

请思考：

（1）该孕妇最可能患了什么疾病？

（2）该孕妇存在的主要护理诊断／问题是什么？

（3）针对上述护理诊断／问题的护理措施有哪些？

参考答案

一、名词解释

1. 双胎妊娠：一次妊娠宫腔内同时有两个胎儿时称为双胎妊娠。

2. 胎儿窘迫：胎儿在子宫内因急性或慢性缺氧，其健康和生命受到危及的综合症状。

3. 新生儿窒息：新生儿出生后不能建立正常的自主呼吸而导致低氧血症、高碳酸血症及全身多脏器损伤。

4. 胎盘早剥：妊娠 20 周后正常位置的胎盘在胎儿娩出前，部分或全部从子宫壁剥离。

5. 子宫胎盘卒中：当胎盘剥离内出血急剧增多时，血液浸入子宫肌层，引起肌纤维分离、断裂乃至变性，当血液浸入浆膜层时，子宫表面呈紫蓝色瘀斑，以胎盘附着处明显。

6. 前置胎盘：正常的胎盘附着于子宫体部的前壁、后壁或侧壁。妊娠 28 周后，若胎盘附着于子宫下段，其下缘达到或覆盖宫颈内口，位置低于胎儿先露部。

7. 低置胎盘：胎盘附着于子宫下段，边缘距宫颈内口 <2cm。

8. 凶险性前置胎盘：是指既往有剖宫产史或子宫肌瘤剔除术史，此次妊娠为前置胎盘，胎盘附着于原手术瘢痕部位，发生胎盘粘连、植入和致命性大出血的风险高。

9. 羊水过多：妊娠期间羊水量超过 2 000ml。

10. 羊水过少：妊娠晚期羊水少于 300ml。

11. 胎膜早破：胎膜在临产前自然破裂。

二、选择题

（一）A1 型题

1. E	2. E	3. A	4. D	5. C	6. D	7. E	8. B	9. A	10. A
11. D	12. C	13. D	14. B	15. B	16. D	17. E	18. E	19. C	20. D
21. A	22. D	23. D	24. E	25. A					

（二）A2 型题

1. D	2. A	3. C	4. A	5. D	6. E	7. D	8. A	9. A	10. B
11. D	12. C	13. C	14. C	15. E	16. B	17. B	18. E	19. C	

（三）A3 型题

1. E	2. C	3. B	4. A	5. D	6. B	7. E	8. C	9. B	10. D
11. B	12. B	13. B	14. A						

（四）A4 型题

1. E	2. B	3. B	4. C	5. C	6. E	7. C

三、简答题

1. 双胎妊娠产程中易发生宫缩乏力,可用低浓度缩宫素静脉滴注加强宫缩。第一个胎儿经阴道娩出后,应立即断脐,胎盘侧脐带必须夹紧,以防第二个胎儿失血。检查第二个胎儿若无异常可等待 20min,第二个胎儿多能顺利娩出。若等待 15min 仍无宫缩,可行人工破膜并静脉滴注低浓度缩宫素。为预防产后出血,应在第二个胎儿娩出后静脉滴注缩宫素 10~20U 并肌内注射缩宫素 10U。

2. ①一般处理:左侧卧位,吸氧,停用缩宫素,阴道检查排除脐带脱垂并评估产程进展。纠正脱水、酸中毒、低血压及电解质紊乱。对于可疑胎儿窘迫者行连续电子胎心监护或胎儿头皮血 pH 值测定。②病因治疗:若为不协调性子宫收缩过强,或因缩宫素使用不当引起宫缩过频过强,应给予单次静脉或皮下注射特布他林,也可给予硫酸镁或其他 β 受体兴奋剂抑制宫缩。若为羊水过少,有脐带受压征象,可经腹羊膜腔输液。③尽快终止妊娠:如无法即刻阴道自娩,且有进行性胎儿缺氧和酸中毒的证据,一般干预后无法纠正者,均应尽快行剖宫产。

3. 0级:分娩后回顾性产后诊断;Ⅰ级:外出血,子宫软,无胎儿窘迫;Ⅱ级:胎儿宫内窘迫或胎死宫内;Ⅲ级:产妇出现休克症状,伴或不伴弥散性血管内凝血。

4. ①目的是在保证孕妇安全的前提下保胎,延长孕龄,使胎儿能达到或接近孕足月,从而提高围生儿的存活率。②适用于妊娠小于 34 周或胎儿体重小于 2 000g,阴道流血不多,孕妇一般情况好,胎儿存活者。

5. ①对母体的影响:子宫张力增加,孕妇易并发妊娠期高血压疾病。胎膜早破、早产的发生率增加。突然破膜后宫腔内压力骤降,易发生胎盘早剥。子宫肌纤维过度伸展可导致子宫收缩乏力,难产、产后出血的发生率增加。②对胎儿的影响:胎位异常、胎儿窘迫、早产儿增加。破膜时羊水流出过快可导致脐带脱垂,围产儿的死亡率增加。

6. 根据胎儿有无畸形和孕周大小选择治疗方案。若合并胎儿畸形,尽早终止妊娠。若胎儿正常,对妊娠未足月、胎肺不成熟者,可行增加羊水量期待治疗,延长孕周。对妊娠已足月、胎儿可宫外存活者,应及时终止妊娠,若合并胎盘功能不良、胎儿窘迫或胎膜破裂时羊水少且胎粪严重污染者,估计短时间不能经阴道结束分娩,应立即行剖宫产。

7. 羊水胎粪污染可以分为 3 度:Ⅰ度为浅绿色;Ⅱ度为黄绿色并混浊;Ⅲ度为棕黄色,稠厚。

8. 根据新生儿出生后 1min Apgar 评分情况将窒息程度分为轻度窒息和重度窒息。
①轻度(青紫)窒息,1min Apgar 评分 4~7 分,伴脐动脉血 pH<7.20。新生儿面部与全身皮肤呈青紫色;呼吸浅慢且不规则;心跳规则且有力,心率 80~120 次/min;对外界刺激有些反应;喉反射存在;四肢稍屈曲。②重度(苍白)窒息,1min Apgar 评分 0~3 分,伴脐动脉血 pH<7.00。新生儿皮肤苍白;口唇暗紫;无呼吸或仅有喘息样微弱呼吸;心跳不规则;心率 <80 次/min 且弱;对外界刺激无反应;喉反射消失;肌张力松弛。

9. ①一般护理,胎先露尚未衔接的孕妇应绝对卧床,抬高臀部,预防脐带脱垂。积极预防卧床时间过久导致的并发症如血栓形成、肌肉萎缩等。护士应协助做好孕妇的基本生活需求。②减少刺激,避免腹压增加的动作。治疗与护理时,动作应轻柔,减少对腹部的刺激。应尽量减少不必要的阴道检查。③观察病情,评估胎心、胎动、羊水性质及羊水量、NST 及胎儿生物物理评分等。指导孕妇监测胎动情况。④预防感染,监测孕妇的体温、血常规、C-反应蛋白等。指导孕妇保持外阴清洁,每日会阴擦洗 2 次;使用吸水性好的消毒会阴垫,勤换会阴垫,保持清洁干燥。破膜时间超过 12h,遵医嘱预防性使用抗生素。⑤协助医生治疗。

四、案例分析

1. (1) ①健康史。②身心状况:体温 36.5℃,脉搏 88 次/min,呼吸 18 次/min,血压 100/70mmHg,观察阴道流血约 30ml,余无异常。产科检查:宫高 32cm,腹围 99cm,胎心 148 次/min,胎方位 LOA,无宫缩。③辅助检查:急诊 B 超检查提示:宫内妊娠 30 周,LOA,单活胎,完全性前置胎盘。

(2) ①有感染的危险 与阴道流血致机体抵抗力下降有关。②潜在并发症:产后出血。

(3) ①预防感染:保持室内空气流通,指导产妇注意个人卫生,及时更换会阴垫。护士行会阴擦洗每日 2 次,指导孕妇大小便后保持会阴部清洁、干燥。②预防产后出血:胎儿娩出后立即宫体肌内注射缩宫素 20U,静脉滴注缩宫素 20U,若胎盘剥离面出血活跃,立即缝合出血活跃处,并在子宫下段注射卡前列素氨丁三醇

(欣母沛)。若出血多,遵医嘱给予输血、补液。返回病房后严密监测生命体征及阴道出血量,必要时采取子宫动脉介入栓塞治疗,术后继续观察阴道出血量。

2. (1) 双胎妊娠先兆早产。

(2) ①健康史;②身心状况;③辅助检查。

(3) ①有胎儿受伤的危险 与珍贵儿、双胎妊娠致妊娠风险增加有关。②有早产的危险 与不规律宫缩及双胎导致宫腔压力大,易致胎膜早破有关。

(4) ①预防胎儿受伤:动态监测孕妇的宫高、腹围、体重,评估胎儿生长发育、胎心和胎位,必要时进行电子胎心监护。②预防早产:指导孕妇绝对卧床,避免加重宫缩引起早产。医嘱给予吸氧和使用宫缩抑制剂如 25% 硫酸镁,输液过程中护士应勤巡视病房,观察输液速度,告知家属不得自行调节滴速,以免影响药物疗效及发生硫酸镁中毒。

3. (1) 胎盘早剥。

(2) ①健康史;②身心状况;③辅助检查。

(3) ①有胎儿窘迫的危险 与胎盘剥离导致子宫-胎盘循环血量下降有关。②潜在并发症:新生儿窒息。③母乳喂养中断 与早产儿转至 NICU 治疗有关。

(4) ①预防胎儿窘迫:抢救中给予吸氧、保暖等措施,迅速开放静脉通道,遵医嘱给予红细胞、血浆、血小板等积极补充血容量,改善血液循环。密切监测孕妇生命体征、阴道流血、腹痛、贫血程度、凝血功能、肝肾功能、电解质等。监测胎心胎动情况。及时发现异常,立即报告医生并配合处理。②新生儿复苏:初步复苏包括 5 个步骤:保暖;摆正体位;清理呼吸道;擦干全身,撤掉湿巾,重新摆正体位;触觉刺激诱发呼吸。初步复苏后,若新生儿没有呼吸或喘息,或心率低于 100 次/min,全身皮肤发绀或中央性发绀,应进行正压通气。在有效的 30s 正压通气 2 次后,若新生儿心率低于 60 次/min,在正压通气的同时插入胸外按压。经过 30s 的胸外按压和正压通气,若心率仍低于 60 次/min,立即气管插管,在插管下给予 1:10 000 肾上腺素。③保持泌乳:护士应指导和协助产妇在产后 6h 后进行挤奶,及时将母乳送至 NICU,夜间也要坚持,及时发现有无乳房肿块。

4. (1) 羊水过多。

(2) ①有胎儿受伤的危险 与宫腔压力增加易致胎膜早破、脐带脱垂有关。②舒适的改变 与子宫过度膨胀导致呼吸困难、便秘等有关。

(3) ①降低胎儿受伤的危险:指导孕妇多卧床休息,每日间断吸氧。饮食中多摄入蔬菜和水果,预防便秘。尽量减少活动以免胎膜早破。避免诱发宫缩的动作如刺激乳头或腹部。告知孕妇发生胎膜早破时的应对方法,即平卧,抬高臀部,便于羊水缓慢流出,防治宫腔内压力骤降导致胎盘早剥。遵医嘱给予对症处理。分娩时应做好抢救大出血的准备。②增加舒适度:指导孕妇采取半坐卧位,给予吸氧,活动以不引起不舒适为宜。护士应协助孕妇做好日常生活护理。指导孕妇一次饮水量不宜过大,应少量多次。避免长时间站立,必要时抬高下肢。鼓励协助孕妇坚持自我照顾的行为。协助孕妇沐浴、如厕、穿衣、饮食等生活护理,将日常用品放于病人伸手可及处。

5. (1) 胎膜早破。

(2) ①有感染的危险 与胎膜破裂后易造成羊膜腔内感染有关。②有脐带脱垂的危险 与胎膜破裂、羊水流出有关。③潜在并发症:早产。

(3) ①预防感染:每日定时监测体温,观察体温变化。指导孕妇注意个人卫生,使用吸水性好的消毒会阴垫,勤换会阴垫和内衣,保持外阴清洁干燥。指导孕妇注意保暖,避免受凉感冒。每日行会阴擦洗两次,保持会阴部清洁。遵医嘱进行血常规检查,监测血象变化。②预防脐带脱垂:胎先露尚未衔接的孕妇应绝对卧床,建议取左侧卧位,抬高臀部,预防脐带脱垂。密切监测胎心、胎动情况。积极预防卧床时间过久导致的并发症如血栓形成、肌肉萎缩等。护士应协助做好孕妇的基本生活需求,将呼叫器放在孕妇方便可及的地方,协助孕妇逐渐适应在床上排泄。③预防早产:密切观察宫缩情况,避免腹压增加的动作,尽量减少不必要的腹部检查和阴道检查,治疗与护理时,动作应轻柔,减少对腹部的刺激。指导孕妇改变体位时要动作缓慢。严密观察并记录胎心、胎动等,出现异常及时报告医师并配合处理。如果有规律宫缩,可遵医嘱使用宫缩抑制剂,如利托君、25% 硫酸镁等,并观察孕妇的用药反应。指导孕妇摄入足量的维生素、钙、锌、铜等营养素。增加粗纤维饮食,预防便秘。禁食过辣或不干净的食物,以免引起腹泻。

(陈　丹)

第十章　妊娠合并症妇女的护理

练习题

一、名词解释

1. 妊娠期糖尿病

2. 75g 口服葡萄糖耐量试验

3. 妊娠期贫血

二、选择题

(一) A1 型题

1. 妊娠合并心脏病孕妇,心功能Ⅱ级 C 的诊断标准是
    A. 体力活动稍受限制,轻度心血管病病人
    B. 体力活动稍受限制,中度心血管病病人
    C. 体力活动明显受限,中度心血管病病人
    D. 心脏扩大,重度心血管病病人
    E. 劳力性呼吸困难、重度心血管病病人

2. 关于妊娠合并心脏病孕产妇的护理,正确的是
    A. 休息时宜采取仰卧位,保证充足睡眠
    B. 每日食盐量应为 6~8g
    C. 宜多食肉类,增加营养
    D. 鼓励产妇屏气用力,缩短第二产程
    E. 妊娠 32 周以后,需 1 周产前检查 1 次

3. 关于妊娠期孕产妇早期心力衰竭的症状和体征,**错误**的是
    A. 轻微活动后即有胸闷、心悸
    B. 休息时心率每分钟超过 110 次
    C. 夜间阵发性呼吸困难
    D. 肝脾大并有压痛
    E. 肺底部少量持续性湿啰音

4. 下列妊娠期糖尿病病人血糖控制目标描述正确的是
    A. 空腹血糖 <4.1mmol/L
    B. 餐前血糖≤5.9mmol/L
    C. 餐后 2h 血糖≤6.7mmol/L
    D. 夜间血糖不低于 4.9mmol/L
    E. HbA1c 宜 <9.5%

5. 关于妊娠期合并重症肝炎的护理,正确的是
    A. 每日蛋白质的摄入量小于 1.0g/kg
    B. 每日肥皂水灌肠,减少游离氨的产生
    C. 严密观察有无肝性脑病前驱症状
    D. 产后 12h 可使用肝素预防血栓
    E. 每日入液量为前日尿量加 1 000ml 液体量

6. 乙型肝炎病毒血清病原学检测 HbeAg 阳性说明
    A. HBV 感染的特异性标志
    B. 表示可确诊为急性肝炎
    C. 肝细胞内有 HBV 活动性复制,具有传染性
    D. 机体曾感染过 HBV,但已具有免疫力
    E. 血清中病毒颗粒减少或消失,传染性降低

7. 下列关于孕期口服补铁的说法正确的是
    A. 可用茶水送服
    B. 应在餐前服用
    C. 可与抗酸药同时服用
    D. 苏打饼干有助于铁的吸收
    E. 服药期间黑色便是正常现象

8. 关于妊娠合并缺铁性贫血的防治措施,**错误**的是
   - A. 孕前积极治疗慢性失血性疾病
   - B. 摄取含铁丰富的食物如动物肝脏
   - C. 补充铁剂的方式首选肌内注射
   - D. 重度贫血不能母乳喂养者指导人工喂养
   - E. 接近预产期时少量、多次输血预防产后出血

9. 为避免妊娠合并糖尿病产妇的新生儿发生低血糖,娩出后应尽早开始
   - A. 母乳喂养
   - B. 住院治疗
   - C. 喂白开水
   - D. 蓝光治疗
   - E. 滴服葡萄糖液

10. 妊娠合并重症肝炎患者的致死原因主要是
   - A. 肝性脑病
   - B. 心力衰竭
   - C. 严重感染
   - D. 酮症酸中毒
   - E. 弥散性血管内凝血

11. 关于糖尿病孕产妇的护理措施,正确的是
   - A. 孕早期产前检查 1~2 次
   - B. 控制血糖首选胰岛素治疗
   - C. 孕期空腹血糖应控制在≤6.3mmol/L
   - D. 餐后 30min 开始有氧运动,每次 30~40min
   - E. 胰岛素治疗者不宜母乳喂养

12. 关于妊娠合并糖尿病,下列叙述**错误**的是
   - A. 妊娠使既往无糖尿病孕妇发生妊娠期糖尿病
   - B. 糖尿病妇女宜在血糖控制正常后妊娠
   - C. 妊娠可使原有糖尿病病人病情加重
   - D. 随着妊娠的进展,胰岛素需要量增加
   - E. 分娩后需重新调整胰岛素用量,防止血糖过高

13. 妊娠合并病毒性肝炎分娩前肌注维生素 K_1 的目的是
   - A. 预防出血
   - B. 改善肝功能
   - C. 补充维生素
   - D. 预防新生儿过敏
   - E. 减少肝炎母婴传播风险

14. 糖尿病孕妇控制血糖的首选药物是
   - A. 胰岛素
   - B. 二甲双胍
   - C. 格列本脲
   - D. 阿卡波糖
   - E. 格列齐特

(二) A2 型题

1. 孕妇,26 岁,妊娠 9^{+4} 周,G_1P_0,机械瓣膜置换术后,既往心衰病史。主诉:近 1 周夜间常因胸闷需坐起。检查:心率 116 次/min,呼吸 24 次/min,肺底部有湿啰音,心界向左扩大,双下肢水肿(+)。其正确的处理是
   - A. 积极治疗,控制病情,继续妊娠
   - B. 积极治疗,再出现心力衰竭,则考虑终止妊娠
   - C. 控制病情,加强监护至产后 42d
   - D. 立即终止妊娠
   - E. 控制心力衰竭后终止妊娠

2. 孕妇,25 岁,妊娠 37 周,G_1P_0,枕左前位,动脉导管未闭手术治疗史,心功能Ⅱ级,规律宫缩,宫口开大 8cm,胎头在坐骨棘水平下 1cm。胎心 152 次/min,胎儿体重评估约 2 500g,处理措施为
   - A. 立即行剖宫产术结束妊娠
   - B. 给予缩宫素,加强子宫收缩
   - C. 给予洋地黄类药物,预防心力衰竭
   - D. 待宫口开全后,鼓励产妇屏气用力缩短第二产程
   - E. 严密观察产程,宫口开全后行阴道助产,缩短第二产程

3. 孕妇,26 岁,2 型糖尿病。妊娠 37 周,G_1P_0,近 2d 自感头晕、头痛、视物模糊,血压 170/115mmHg,空腹血糖 20mmol/L。正确的处理措施为
   - A. 控制血糖,密切观察病情变化至满 40 周
   - B. 立即行剖宫产术结束妊娠

C. 控制病情,促进胎儿肺成熟后终止妊娠　　　D. 应用缩宫素引产

E. 立即应用抗生素预防感染

4. 孕妇,29 岁,妊娠 36 周,G_1P_0,近 2 周恶心、呕吐、食欲下降,右季肋部胀痛。查体:皮肤无黄染,肝区叩痛(+),胎心率 144 次 /min,头浮,血清转氨酶中度升高,HBsAg(+),凝血酶原时间百分活性度 54%,给予重症护理最主要的依据是

A. 易引起胎盘早期剥离　　　　　　　　　B. 易发生早产

C. 易合并妊娠期高血压疾病　　　　　　　D. 易发生产后 DIC

E. 易发展为肝性脑病

5. 孕妇,28 岁,G_1P_0,妊娠 16 周,既往先心病史治疗后。常规产前检查,心功能Ⅱ级,余(-),接受妊娠咨询指导时,护士应告知孕妇和家人该病易导致孕产妇死亡的最主要原因是

A. 合并妊娠期高血压疾病　　　B. 产褥期感染　　　　C. 羊水栓塞

D. 心力衰竭　　　　　　　　　E. 产后出血

6. 孕妇,30 岁,G_2P_0,妊娠 36^{+5} 周,风湿性心脏病,二尖瓣狭窄,心功能Ⅱ级,血红蛋白 55g/L,正确的输血原则是

A. 一次性输血 400ml　　　　　　　　　　B. 一次性输血 800ml

C. 目前无须输血　　　　　　　　　　　　D. 少量、多次输血

E. 以洗涤红细胞为主

7. 孕妇,30 岁,妊娠 34 周,G_2P_0。妊娠 30 周时诊断妊娠期糖尿病并开始接受营养加运动指导治疗,现空腹血糖 5.2mmol/L,首选的治疗措施是

A. 口服葡萄糖液　　　　　　　B. 口服降糖药　　　　C. 胰岛素治疗

D. 继续营养运动治疗　　　　　E. 立即终止妊娠

8. 孕妇,29 岁,孕 24 周,G_2P_0,无明显自觉症状,空腹血糖 7.8mmol/L,前来咨询终止妊娠的最佳时间,应告知在控制血糖正常范围、母儿无其他并发症前提下,最佳的终止妊娠的时间是

A. 妊娠 36 周　　　　　　　　B. 妊娠 37 周　　　　　C. 妊娠 38 周

D. 妊娠 39 周　　　　　　　　E. 妊娠 41~42 周

9. 孕妇,27 岁,孕 26 周,G_1P_0,其丈夫在婚检时发现 HBsAg(+),肝功能正常。欲确诊孕妇是否感染乙型肝炎病毒,应检查的项目是

A. 血清 ALT　　　　　　　　B. 血清胆汁酸　　　　　C. 肝脏 B 超

D. 肝脏 CT　　　　　　　　E. 乙肝抗原抗体五项

10. 孕妇,29 岁,孕 33 周,G_1P_0,恶心、呕吐,血 ALT(谷丙转氨酶)增高,乙型肝炎病毒表面抗原(+),诊断为急性肝炎。需采取的处理措施是

A. 按传染性肝炎治疗后,观察 1 周,若肝功能无明显好转,应终止妊娠

B. 立即隔离,并予以引产

C. 隔离,静脉输液保肝治疗,继续妊娠

D. 立即剖宫产,防止肝脏负担继续加重

E. 绝对卧床休息,口服保肝药物,继续妊娠

11. 某妇女,29 岁,已婚未育,诊断为乙型病毒性肝炎,向护士咨询该病对母儿的影响,其叙述**错误**的是

A. 早期妊娠反应重　　　　　　　　　　　B. 胎儿畸形发生率增高

C. 未经治疗者母婴传播概率低　　　　　　D. 产后出血发生率增高

E. 妊娠期高血压疾病发生率增高

12. 孕妇,27 岁,妊娠 37^{+4} 周,G_1P_0,风湿性心脏病病史,心功能Ⅲ级 A,剖宫产术后 2d,护理措施**不妥**的是

A. 充足休息　　　　　　　　　B. 抗感染治疗　　　　　C. 观察输液速度

D. 指导母乳喂养　　　　　　　E. 观察子宫复旧

13. 孕妇,26 岁,孕 31 周,G₁P₀,自诉头晕、乏力、食欲不佳伴频繁呕吐半月余,胎位、胎心及骨盆测量均正常,血红蛋白 85g/L,血细胞比容 25%,血清铁 6.0μmol/L,治疗应首选

  A. 维生素 B₁₂ 肌内注射   B. 右旋糖酐铁深部肌内注射

  C. 硫酸亚铁口服   D. 叶酸片口服

  E. 少量多次输血

14. 孕妇,30 岁,孕 24 周,G₂P₀,75g 口服葡萄糖耐量试验:空腹血糖 5.1mmol/L,服糖后 1h 血糖 10.6mmol/L,无糖尿病史,最可能的诊断是

  A. 继发性糖尿病   B. 妊娠期糖尿病   C. 肾性糖尿

  D. 糖尿病合并妊娠   E. 糖尿病酮症酸中毒

15. 孕妇,23 岁,孕 26 周,G₁P₀,近期常有恶心、频繁呕吐、腹胀、食欲减退,查体巩膜黄染,为协助进一步诊断,该孕妇**不必要**的检查是

  A. 肝功能检查   B. 凝血功能检查   C. 眼底血管造影

  D. 血清病原学检测   E. 腹部 B 型超声检查

16. 孕妇,25 岁,妊娠 8 周,G₁P₀。妊娠剧吐,皮肤黏膜苍白,毛发干燥无光泽,活动无力、易头晕。辅助检查:血红蛋白 70g/L,血细胞比容 0.15,血清铁 6.0μmol/L。下列孕期处理措施的描述中,**错误**的是

  A. 列为高危妊娠   B. 给予心理支持

  C. 监测胎心率变化   D. 评估胎儿宫内生长发育状况

  E. 服用铁剂胃肠道反应较重者鼓励同服维生素 C

17. 孕妇,29 岁,妊娠 38 周,G₁P₀,心脏病病人。产科情况暂无异常,现处于临产状态,心功能Ⅱ级。以下护理措施中**错误**的是

  A. 吸氧   B. 屏气用力   C. 予半卧位

  D. 观察早期心力衰竭征象   E. 必要时注射镇痛剂

18. 孕妇,31 岁,妊娠 39⁺⁴ 周,G₁P₀ 风湿性心脏病,心功能Ⅰ级,骨盆及胎位正常,现规律性宫缩 3h,心率 88 次/min,宫颈口开大 2cm,胎心 148 次/min。正确的处理措施是

  A. 立即行人工破膜,缩短产程   B. 缩宫素点滴,加强宫缩

  C. 快速给毛花苷 C 预防心力衰竭   D. 立即剖宫产

  E. 胎儿娩出后腹部压沙袋

19. 孕妇,25 岁,妊娠 24 周,G₁P₀,室间隔缺损修补术后 16 年,在家可从事扫地、做饭等家务劳动,爬楼梯后感心悸,轻度气短,休息后可缓解,对其的处理措施**错误**的是

  A. 立即终止妊娠   B. 加强产前检查   C. 低盐饮食

  D. 卧床休息   E. 预防感染

20. 孕妇,29 岁,妊娠 21 周,G₁P₀,第一次做产前检查,自觉日常活动后乏力、心悸、气急。检查确诊为风湿性心脏病,心功能Ⅱ级 A。护士告知其妊娠期最易发生心力衰竭是在

  A. 妊娠 22~24 周   B. 妊娠 25~26 周   C. 妊娠 27~28 周

  D. 妊娠 29~31 周   E. 妊娠 32~34 周

21. 孕妇,23 岁,妊娠 37⁺¹ 周,G₁P₀,枕左前位。先天性房间隔缺损修补术后。目前心功能为Ⅱ级 A,规律宫缩,强度中上,宫颈口开大 8cm,胎头在坐骨棘水平下 2cm,胎心 134 次/min。其护理措施正确的是

  A. 给予缩宫素,加强子宫收缩   B. 宫口开全后,行阴道助产缩短第二产程

  C. 给予洋地黄类药物,预防心力衰竭   D. 鼓励产妇屏气用力

  E. 立即剖宫产术结束妊娠

22. 孕妇,28 岁,妊娠 8 周,G₁P₀,有先心病病史,心功能Ⅱ级 A,护士对其进行的孕期健康教育内容,正确的是

  A. 避免过劳,每日睡眠 6~8h   B. 预防便秘

C. 妊娠 20 周起,限制食盐摄入量≤8g/d　　　　D. 合理饮食,孕期体重增加应达到 12.5kg 以上

E. 于预产期住院待产即可

23. 孕妇,29 岁,妊娠 35 周,G_1P_0,风湿性心脏病病史,1h 前因"腰酸、腹痛"来院就诊,现突然心悸、气短、呼吸困难,口唇发绀。查体:脉搏 126 次 /min,呼吸 28 次 /min,血压 118/76mmHg,胎心率 150 次 /min。治疗护理措施正确的是

A. 立即去枕平卧位　　　　　B. 低流量加压吸氧　　　　　C. 静脉推注洋地黄类药物

D. 立即剖宫产终止妊娠　　　　E. 立即引产终止妊娠

24. 孕妇,25 岁,妊娠 38 周,G_2P_1,20^+ 年前行瓣膜置换术,术后恢复良好。现心功能Ⅰ级,因先兆临产于产房待产,护士的护理措施正确的是

A. 仰卧位休息　　　　　　　　　　　B. 通知医生并做好剖宫产准备

C. 宫缩时指导产妇屏气用力　　　　　D. 胎儿娩出后腹部立即放置沙袋

E. 胎儿娩出后予麦角新碱预防产后出血

25. 孕妇,诊断为妊娠期糖尿病,现孕 38 周,拟于明日终止妊娠,以下说法描述正确的是

A. 为避免难产,首选剖宫产　　　　　B. 若选择阴道分娩,产程不宜过长

C. 术日采取皮下注射胰岛素控制血糖　　　　D. 新生儿出生血糖正常不必继续监护

E. 行胰岛素治疗者不可母乳喂养

(三)A3 型题

(1~2 题共用题干)

孕妇,24 岁,G_1P_0,妊娠合并风湿性心脏病,有心衰病史,现孕 34 周,检查:血压 120/80mmHg,脉搏 88 次 /min,胎心 148 次 /min,心尖部闻及舒张期杂音,休息时无不适症状,轻微日常工作即感心慌。

1. 该孕妇的心功能分级是

A. Ⅰ级　　　　B. Ⅱ级　　　　C. Ⅲ级　　　　D. Ⅳ级　　　　E. Ⅱ~Ⅲ级

2. 目前其最适宜的治疗措施为

A. 若无产科指征等待自然分娩　　　　　B. 待胎儿成熟后滴注缩宫素引产

C. 待胎儿成熟后择期剖宫产　　　　　　D. 待临产后急诊剖宫产

E. 待自然临产,宫口开全后阴道助产

(3~4 题共用题干)

孕妇,28 岁,G_1P_0,早孕反应较重。现妊娠 8 周,皮肤黏膜苍白,毛发干燥无光泽,无力、头晕、气短。辅助检查:血红蛋白 56g/L,血细胞比容 0.15,血清铁 5.0μmol/L。

3. 其最可能的诊断为

A. 重度缺铁性贫血　　　　　B. 再生障碍性贫血　　　　　C. 贫血性心脏病

D. 中度缺铁性贫血　　　　　E. 重度巨幼细胞贫血

4. 为其做孕期健康教育,**错误**的是

A. 摄取高铁、高蛋白质及高维生素 C 食物　　　　B. 服用铁剂时,如排黑色便,则应立即停药

C. 卧床休息,避免跌倒　　　　　　　　　　　　D. 注意评估胎儿宫内生长发育状况

E. 给予心理支持,减少心理应激

(5~6 题共用题干)

孕妇,30 岁,妊娠 39 周,G_1P_0,合并风湿性心脏病。于 13:00 出现腰酸、不规律性子宫收缩,40min 后突然心悸、气短、呼吸困难、口唇发绀。查体:血压 130/85mmHg,脉搏 124 次 /min,呼吸 26 次 /min,双肺湿啰音,胎心率 156 次 /min。

5. 该孕妇目前最确切的诊断为

A. 胎盘早期剥离　　　　　B. 心肌梗死　　　　　C. 重症肺炎

D. 心力衰竭　　　　　　　E. 胎儿宫内窘迫

6. 其正确的治疗护理措施为

    A. 去枕平卧,减少回心血量　　　　B. 低流量持续吸氧　　　　C. 立即行剖宫产术

    D. 静脉滴注洋地黄类药物　　　　E. 静脉快速输入甘露醇利尿

(7~8 题共用题干)

  孕妇,27 岁,妊娠 36 周,G_1P_0,自觉食欲差伴恶心、乏力,小便深黄色,呕吐 2 周,皮肤瘙痒 4d。查体:血压 135/90mmHg,体温 37.4℃,皮肤巩膜黄染,神志清,躯干及四肢皮肤可见散在出血点,肝肋下触及其边缘,触痛,胎心率 140 次/min,胎头入盆。

7. 确诊本病例最佳的辅助检查手段是

    A. 胸部 X 线　　　　　　　　　　　　B. 磁共振成像(MRI)检查

    C. 乙肝五项、肝功能、凝血功能　　　　D. 血型和血小板

    E. 肝胆脾彩超

8. 为防止发生产后出血,下列护理措施**错误**的是

    A. 产前肌内注射维生素 K　　　　　　B. 产前准备好抢救物品

    C. 密切观察,避免滞产　　　　　　　　D. 产时缩短第二产程

    E. 禁止使用缩宫素,以免加重肝脏损害

(9~10 题共用题干)

  孕妇,30 岁,妊娠 33 周,G_1P_0,乙肝病史。孕期在医生指导下服用保肝药物,但依从性差。12d 前出现乏力、食欲欠佳,近 5d 出现呕吐、巩膜黄染,入院时神志欠清,查:血压 130/90mmHg,胆红素 30μmol/L,谷丙转氨酶升高,凝血酶原时间百分活性度 38%。

9. 最可能的诊断是

    A. 药物性肝损害　　　　B. 妊娠高血压综合征肝损害　　　　C. 妊娠肝内胆汁淤积征

    D. 妊娠合并重症肝炎　　　　E. 妊娠期急性脂肪肝

10. **错误**的处理措施是

    A. 积极保肝　　　　　　B. 消除黄疸　　　　　　C. 使用广谱抗生素

    D. 防治肝性脑病　　　　E. 立即终止妊娠

(11~12 题共用题干)

  孕妇,30 岁,妊娠 39 周,G_1P_0,产前检查被确诊为慢性乙型肝炎。4h 前自然临产,护士对她进行分娩期护理和健康指导。

11. 下列分娩时的护理措施,**错误**的是

    A. 密切观察产程进展

    B. 配备新鲜血液

    C. 观察产妇有无口鼻、皮肤黏膜出血倾向

    D. 避免软产道损伤引起母婴传播,禁止阴道助产

    E. 正确应用缩宫素,预防产后出血

12. 为了防止新生儿感染乙肝,下列健康指导和护理措施中,正确的是

    A. 出生一个月内给新生儿注射 HBIG　　　　B. 出生后 12h 内给新生儿免疫接种乙肝疫苗

    C. 不能母乳喂养者使用雌激素回奶　　　　D. 禁止母乳喂养,指导人工喂养

    E. 尽早进行母婴同室管理

(四) A4 型题

(1~3 题共用题干)

  孕妇,32 岁,G_1P_0,妊娠 35 周,1 个月前曾患上呼吸道感染,治愈。但仍自觉心悸。

1. 符合早期心力衰竭诊断的病史和体征是

    A. 孕 35 周,合并风湿性心脏病　　　　　　B. 休息时心率 105 次/min

C. 休息时呼吸 20 次 /min

D. 足踝水肿,休息后消退

E. 夜间常需起床开窗,呼吸新鲜空气

2. 孕妇现已安全度过 38 周,骨盆检查正常,枕左前位,胎心 146 次 /min,不规律宫缩,宫颈管消失,宫颈口开大 2cm,腹部用力时伴心悸、胸闷。其正确的处理措施为

A. 持续低流量吸氧,平卧位

B. 严密监护,等待自然临产

C. 静脉点滴缩宫素引产

D. 宫口开全后阴道助产

E. 尽早剖宫产终止妊娠

3. 目前该产妇产后 2d,护理措施**错误**的是

A. 严密监护生命体征

B. 预防心衰和感染

C. 给予清洁、休息、饮食、活动等指导

D. 指导母乳喂养方法

E. 严密观察药物不良反应

(4~6 题共用题干)

孕妇,29 岁,G_2P_0,曾在妊娠 25 周因胎儿脊柱裂行引产。此次妊娠在 32 周时超声检查发现羊水较多,未见明显畸形,无糖尿病家族史,建议到上级医院就诊,拒绝。现妊娠 37^{+1} 周,查体:血压 130/80mmHg,宫高 36cm,胎心率 140 次 /min,但胎儿大于妊娠周数,孕妇身高 163cm,体重 102kg,近期有多饮、多尿、多食症状。

4. 首先考虑的诊断是

A. 母儿血型不合

B. 风疹病毒感染

C. 妊娠期糖尿病

D. 胎盘早期剥离

E. 胎儿消化道发育异常

5. 为明确诊断,首选的检查项目是

A. 血清病毒系列检查

B. 夫妇双方血型检查

C. 血脂系列检查

D. 抽取羊水行 AFP 检查

E. 口服葡萄糖耐量试验

6. 新生儿出生后 Apgar 评分 8 分,**不必要**的处理是

A. 早期哺乳

B. 注意新生儿有无低血钙

C. 气管插管加压给氧

D. 按早产儿的原则处理

E. 预防新生儿低血糖

(7~9 题共用题干)

孕妇,25 岁,G_1P_0,妊娠 37 周,近两周乏力、食欲差、恶心、呕吐、小便深棕色。近 1 周皮肤敏感瘙痒。查体:体温 37.5℃,血压 134/90mmHg。孕妇神志清楚,巩膜黄染,躯干及四肢可见散在出血点。肝肋下触及其边缘,触痛。胎心 150 次 /min。

7. 为了确诊,应选择的最佳辅助检查是

A. 血常规

B. 肝胆彩超

C. 胸部 X 线透视

D. 乙肝五项

E. 凝血功能

8. 实验室检查发现 ALT 355U/L,AST 384U/L,总胆红素 79μmol/L,结合胆红素 44μmol/L,HBsAg(+),影像学检查提示肝脏稍增大,肝实质回声无异常,最可能的诊断是

A. 妊娠剧吐

B. 妊娠急性脂肪肝

C. 妊娠合并病毒性肝炎

D. 妊娠期肝内胆汁淤积

E. HELLP 综合征

9. 经过两周的治疗,该孕妇一般情况良好,ALT 62U/L,AST 41U/L。现进入分娩期,宫缩强度和持续时间与相应产程相符,下列处理正确的是

A. 所有用物采用 1 000mg/L 含氯制剂进行消毒

B. 按照待产和分娩常规对该孕妇进行护理

C. 应立即送至手术室,采用剖宫产结束分娩

D. 分娩后给予新生儿乙肝疫苗注射即可

E. 经过主动和被动免疫后,可以母乳喂养

三、简答题

1. 简述妊娠合并心脏病孕妇预防心力衰竭的措施。

2. 简述糖尿病对孕妇、胎儿及新生儿的主要影响。

3. 简述 75g 口服葡萄糖耐量试验的方法及诊断标准。

4. 简述妊娠期糖尿病病人血糖的控制目标。

5. 简述乙型肝炎病毒母婴传播的途径。

6. 简述早期心力衰竭的临床表现。

四、案例分析

1. 李女士,22 岁,G_1P_0,妊娠 32 周,于 11 月 8 日因"心慌、气急加重 1d"入院。孕期未建卡,未规律产检,未行产前诊断及 OGTT。患者 10d 前无明显诱因反复咳嗽、咳痰,于当地医院住院治疗,予以吸氧、控制液体入量、利尿、抗感染等治疗。1d 前患者感活动后心慌气急,夜间不能平卧,转至我院治疗。入院检查:体温 36.3℃,脉搏 126 次 /min,心律不齐,血压 131/76mmHg,呼吸 25 次 /min,双下肢水肿(++),胎心 152 次 /min。听诊闻及收缩期吹风样杂音,卧床休息时无不适症状,轻微日常活动即感不适、心悸。孕妇及丈夫担心母儿预后,反复询问护士。

请思考:

(1) 孕妇心功能水平是几级?

(2) 该孕妇可能存在的护理诊断 / 问题有哪些?

(3) 对该孕妇及家人应采取哪些护理措施?

2. 某女士,23 岁,妊娠 37^{+2} 周,枕左前位,G_1P_0。曾有先天性房间隔缺损介入治疗病史。自诉一般体力活动轻度受限,活动后心悸、轻度气短,休息时无症状。查体:T 36.6℃,HR 96 次 /min,BP 110/80mmHg,R 20 次 /min。现宫缩 2~3min 一次,持续时间 30~40s,强度中等,宫颈口开大 8cm,胎头在坐骨棘水平下 2cm,胎心 128 次 /min。

请思考:

(1) 目前该孕妇心功能水平是几级?

(2) 目前最适宜的治疗及护理措施是什么?

(3) 其可能的护理诊断 / 问题是什么?

(4) 在产褥期,护士应为其采取的护理措施是什么?

3. 某女士,31 岁,G_2P_0,妊娠 37 周。1 年前自然流产 1 次,原因不明。其母亲患 2 型糖尿病。查体:P 88 次 /min,BP 125/75mmHg,宫高 36cm,胎心 146 次 /min。实验室检查:空腹血糖 7.4mmol/L,近一个月有多饮、多尿、多食症状。

请思考:

(1) 该孕妇可能的临床诊断是什么?

(2) 该孕妇主要的护理诊断 / 问题是什么?

(3) 护士应采取的护理措施和健康保健指导是什么?

4. 某女士,25 岁,G_1P_0,妊娠 32 周。近 3d 自感乏力,食欲差,曾在当地医院治疗,昨日病情加重,伴呕吐,巩膜发黄,神志欠清而转入院。查体:P 88 次 /min,BP 130/80mmHg,胎心 152 次 /min;实验室检查:AST 386U/L,ALT 297U/L,胆红素 174μmol/L,凝血酶原活动度 <35%,尿蛋白(++)。

请思考:

(1) 明确该孕妇临床诊断的最佳辅助检查方法是什么?

(2) 护士如何对该孕妇进行分娩期护理和健康保健指导?

(3) 若该产妇剖宫产术后发生阴道流血,失血量超过 1 000ml,其最可能的原因是什么?

(4) 新生儿应接受的免疫治疗内容及方法是什么?

5. 某女士,27 岁,G_4P_0,妊娠 20^{+2} 周。自诉感头晕、乏力 1 周。平时孕妇以素食为主,几乎无肉类摄入。

入院前一周开始,孕妇感头晕、乏力,自诉上下楼梯时有心慌、气紧等不适。查体:T 37.2℃,P 99 次 /min,R 20 次 /min,BP 98/63mmHg,胎心 140 次 /min。无宫缩,阴道无流血、流液。血常规显示 RBC 2.66×10^{12}/L,HGB 65g/L。

请思考:

(1) 该孕妇现存在的主要问题是什么?

(2) 其可能的护理诊断 / 问题是什么?

(3) 护士如何对该孕妇进行护理和健康保健指导?

参考答案

一、名词解释

1. 妊娠期糖尿病:为妊娠前糖代谢正常,妊娠期才出现的糖尿病。

2. 75g 口服葡萄糖耐量试验:5min 内口服含 75g 葡萄糖的液体 300ml,分别抽取服糖前、服糖后 1h 和服糖后 2h 的静脉血(从开始饮用葡萄糖水计算时间),测定血浆葡萄糖水平。检查前 1d 晚餐后禁食至少 8h 至次日晨。检查期间静坐、禁烟。

3. 妊娠期贫血:妊娠期外周血红蛋白 <110g/L 及血细胞比容 <0.33 称为妊娠期贫血。

二、选择题

(一) A1 型题

1. B　2. E　3. D　4. C　5. C　6. C　7. E　8. C　9. A　10. A

11. D　12. E　13. A　14. A

(二) A2 型题

1. E　2. E　3. C　4. E　5. D　6. D　7. D　8. D　9. E　10. C

11. C　12. D　13. B　14. B　15. C　16. E　17. B　18. E　19. A　20. E

21. B　22. B　23. C　24. D　25. B

(三) A3 型题

1. C　2. C　3. A　4. B　5. D　6. D　7. C　8. B　9. D　10. E

11. D　12. B

(四) A4 型题

1. E　2. E　3. D　4. C　5. D　6. C　7. D　8. B　9. E

三、简答题

1. (1) 充分休息,每日至少 10h 睡眠,休息时以左侧卧位或半卧位为主,避免过劳、精神压力及情绪激动。

(2) 营养科学合理,限制过度加强营养而导致体重过度增长,予高蛋白、高维生素、低盐饮食,20 周以后预防性应用铁剂防止贫血。多食蔬菜和水果,防止便秘加重心脏负担。

(3) 预防治疗诱发心力衰竭的各种因素,避免感染,经常变换体位,活动双下肢,以防血栓的形成,严格控制输液滴速。

(4) 指导孕妇及家属掌握妊娠合并心脏病的相关知识,限制活动程度,预防诱发心力衰竭的因素,识别早期心衰的症状和体征,遵医嘱服药的重要性等。

2. (1) 对孕妇的影响:容易导致流产、妊娠期感染、羊水过多、巨大胎儿、糖尿病酮症酸中毒,增加再次妊娠患 GDM 的风险,发展为 2 型糖尿病和远期心血管系统疾病概率亦随之增加。

(2) 对胎儿的影响:容易导致巨大儿、胎儿生长受限、早产、胎儿畸形等。

(3) 对新生儿影响:呼吸窘迫综合征,低血糖等。

3. (1) 方法:试验前连续 3d 正常体力活动、正常饮食。OGTT 前 1d 晚餐后禁食至少 8h 至次日晨。检查期间静坐、禁烟。检查时,5min 内口服含 75g 葡萄糖的液体 300ml,分别抽取服糖前、服糖后 1h 和服糖后 2h 的静脉血(从开始饮用葡萄糖水计算时间),测定血浆葡萄糖水平。

(2) 诊断标准:空腹、服糖后 1h 及服糖后 2h 的血糖值分别为 5.1mmol/L、10.0mmol/L、8.5mmol/L。任何一点血糖值达到或超过上述标准即诊断为妊娠期糖尿病。

4. 妊娠期糖尿病病人血糖应控制在餐前及餐后 2h 血糖值分别≤5.3mmol/L、6.7mmol/L;夜间血糖不低于 3.3mmol/L;妊娠期 HbA1c 宜 <5.5%。

5. (1) 垂直传播:通过胎盘引起宫内传播。

(2) 产时传播:胎儿通过产道接触母血、羊水、阴道分泌物等传播,子宫收缩使胎盘绒毛破裂,母血也可进入胎儿血液循环,导致新生儿感染。

(3) 产后传播:新生儿接触到母亲的乳汁、汗液、唾液也有发生传播的风险。

6. (1) 轻微活动后即出现胸闷、心悸、气短。

(2) 休息时心率超过 110 次 /min,呼吸超过 20 次 /min。

(3) 夜间常因胸闷而坐起呼吸或到窗口呼吸新鲜空气。

(4) 肺底部出现少量持续性湿啰音,咳嗽后不消失。

四、案例分析

1. (1) Ⅲ级。

(2) ①活动无耐力　与心排血量下降有关。②潜在并发症:心力衰竭、感染。③焦虑　与担心母儿预后有关。

(3) ①指导定期产前检查或家庭访视:重点评估心脏功能情况及胎儿宫内情况,可早期发现诱发心力衰竭的各种潜在危险因素。②充分休息,合理营养,预防心力衰竭。③及时为家人提供信息,使其了解妊娠的进展情况,监测胎动的方法及产时、产后的护理方法,以减轻孕妇及家人的焦虑心理,安全度过妊娠期。④健康教育:指导孕妇及家属掌握妊娠合并心脏病的相关知识,包括如何自我照顾,限制活动程度,诱发心力衰竭的因素及预防;识别早期心衰的常见症状和体征,掌握应对措施。

2. (1) Ⅱ级。

(2) ①待宫口开全后,在严密监护下给予阴道助产,缩短第二产程,避免屏气用力,防止心力衰竭和产后出血发生;②胎儿娩出后,腹部应立即放置沙袋,持续24h,必要时遵医嘱给予静脉滴注或肌内注射缩宫素,禁用麦角新碱,严格遵循无菌操作规程,并按医嘱给予抗生素预防感染;③如产程进展受阻、胎儿窘迫或心功能不全,及时报告医师并做好剖宫产术前准备。

(3) ①活动无耐力　与心排血量下降有关。②潜在并发症:心力衰竭、产后出血。

(4) ①一般护理:产妇应半卧位或左侧卧位,保证充足的休息,必要时遵医嘱给予镇静剂;在心脏功能允许的情况下,鼓励其早期适度活动;避免膀胱胀满,保持外阴部清洁;指导摄取清淡饮食,少量多餐,防止便秘,必要时遵医嘱给予缓泻剂。②病情观察:产褥期需严密监测生命体征、主诉及心功能状态,正确识别早期心衰症状。注意观察产妇会阴切口或腹部切口愈合情况、恶露量及性状等。③预防产后出血及感染:产后继续使用缩宫素 10~20U 静脉滴注或肌注,也可使用其他促进子宫收缩的药物如卡贝缩宫素等预防产后出血。遵医嘱继续使用抗生素预防感染 5~10d。④母乳喂养:心功能Ⅰ~Ⅱ级的产妇可以母乳喂养,但应避免过劳;保证充足的睡眠和休息。⑤心理护理:详细评估产妇身心状况及家庭功能,并与家人一起制订康复计划,采取渐进式、恢复其自理能力为目的的护理措施。若心功能状态尚可,应鼓励产妇适度参加照顾婴儿的活动。若可以母乳喂养,护士应详细予以指导,以增加母子互动。⑥健康指导:不宜再妊娠的产妇需做绝育术者,如心功能良好应于产后 1 周手术。如有心力衰竭,待心力衰竭控制后行绝育术。制订详细出院计划,包括社区家庭访视相关内容,确保产妇和新生儿得到良好的照顾。指导产妇和家人与心内科医师定期交流,积极治疗原发心脏疾病,根据病情及时复诊。

3. (1) 妊娠合并糖尿病。

(2) ①营养失调:低于或高于机体需要量　与血糖代谢异常有关。

②知识缺乏:缺乏血糖监测、糖尿病合并妊娠的自我管理等相关知识。

(3) ①加强母儿监护:对孕妇及家人进行糖尿病相关知识宣教,通过饮食营养治疗,运动干预等方法正确监控血糖。教会孕妇掌握高血糖及低血糖的症状及紧急处理步骤,提供各种交流的机会,鼓励其讨论面临的问题及心理感受,协助澄清错误的观念和行为,促进身心健康;②若血糖控制良好且无母儿并发症,在严密监测下,妊娠 39 周后可终止妊娠;血糖控制不满意或出现母儿并发症,应及时收入院观察,根据病情决定终止妊娠时机和方式。③分娩期和产褥期应根据孕产妇血糖变化及时调整胰岛素用量;防止新生儿低血糖,应定时滴服葡萄糖液,指导母乳喂养;预防产褥感染;指导产妇定期接受产科和内科复查,了解产后血糖的恢复情况,同时对其子代进行随访以及健康生活方式的指导。

4.(1)肝功能检查和乙型肝炎血清病原学检查。

(2)①一般护理:提供安全、温馨、舒适的分娩环境,避免不良刺激;增加优质蛋白、高维生素、富含碳水化合物、低脂肪食物摄入。②严密监测生命体征,记录出入量。监测凝血功能,观察产妇有无口鼻、皮肤黏膜出血倾向,密切观察产程进展,预防肝性脑病、DIC 及肾衰竭。③防止滞产,第二产程给予阴道助产,严格执行操作程序,避免软产道损伤及新生儿产伤等引起的母婴传播。胎儿娩出后,抽脐血做血清病原学检查及肝功能检查。④胎肩娩出后立即使用缩宫素预防产后出血。⑤将产妇置于隔离待产室和分娩间,所有用物使用 2 000mg/L 的含氯消毒液浸泡,严格执行传染病防治法中的有关规定。⑥健康指导:介绍病毒性肝炎的传播和隔离知识。产褥期,HbeAg 阳性产妇应做好避孕计划,以免再次妊娠影响身体健康。评价母亲角色的获得,协助建立良好的亲子关系,提高母亲的自尊心。HbsAg 阳性母亲的新生儿,经过主动和被动免疫后,可以母乳喂养,无须检测乳汁中有无 HBV DNA。对病情严重不宜哺乳者,应尽早回奶,教会产妇人工喂养的知识和技能。回奶禁用雌激素等对肝脏有损害的药物,可选择口服生麦芽或乳房外敷芒硝。

(3)肝功能受损,凝血功能障碍导致的产后出血。

(4)HBsAg 阳性母亲的新生儿,应在出生后 12h 内尽早注射 100IU 乙型肝炎免疫球蛋白(HBIG),同时在不同部位接种 10μg 重组酵母乙型肝炎疫苗,并在 1 个月和 6 个月时分别接种第 2 针和第 3 针乙型肝炎疫苗。

5.(1)重度缺铁性贫血。

(2)①营养失调:低于机体需要量 与铁元素摄入不足有关。

②活动无耐力 与红细胞减少导致携氧能力受损有关。

③有感染的危险 与血红蛋白低、组织低氧血症、机体免疫力低下有关。

④有受伤的危险 与贫血引起的头晕、眼花等症状有关。

(3)①饮食护理:指导孕妇摄取铁丰富的食物,如动物血、肝脏、瘦肉等,同时多摄入富含维生素 C 的深色蔬菜、水果(如橙子、柚子、猕猴桃等),以促进铁的吸收和利用,纠正偏食、挑食等不良习惯。

②正确补充铁剂:指导正确服用铁剂或选择深部肌内注射铁剂,常见制剂有右旋糖酐铁及山梨醇铁。

③输血:遵医嘱输血,接近预产期或短期内需行剖宫产术者,应少量、多次输血,避免加重心脏负担诱发急性左心衰。

④保障母婴安全:孕期间断吸氧,临产前后给予止血剂,如维生素 C、维生素 K_1 等药物,重度贫血产妇于临产后配血备用,注意预防产后出血。

⑤预防感染:严格无菌操作,产时及产后应用广谱抗生素预防和控制感染。加强口腔护理,有溃疡的孕妇按医嘱可局部用药。

⑥健康指导:注意劳逸结合,依据贫血的程度安排工作及活动量,适当减轻工作量,避免因头晕、乏力引起意外伤害。

(任建华)

第十一章　异常分娩妇女的护理

练习题

一、名词解释

1. 产力异常

2. 急产

3. 强直性子宫收缩

4. 活跃期停滞

5. 第二产程延长

6. 子宫痉挛性狭窄环

7. 持续性枕后位

二、选择题

（一）A1 型题

1. 活跃期停滞是指当破膜且宫颈口扩张≥6cm后,若宫缩正常,宫颈口停止扩张

    A. ≥4h　　　　　B. ≥2h　　　　　C. ≥3h　　　　　D. ≥1h　　　　　E. ≥5h

2. 初产妇(未行硬膜外麻醉无痛分娩)第二产程延长是指第二产程时间超过

    A. 0.5h　　　　　B. 1h　　　　　C. 2h　　　　　D. 3h　　　　　E. 4h

3. 关于子宫痉挛性狭窄环,下列描述正确的是

    A. 多因不适当地使用缩宫药物或粗暴进行阴道内操作所致

    B. 手取胎盘时在宫腔内可触及较硬而无弹性的狭窄环,随宫缩上升

    C. 应立即行阴道助产

    D. 其特点是子宫局部平滑肌呈痉挛性不协调性收缩,间歇期放松

    E. 狭窄环只发生在宫体部

4. 中骨盆狭窄的孕妇,最容易导致

    A. 胎头跨耻征阳性　　　　　B. 持续性枕后位　　　　　C. 胎膜早破

    D. 仰伸受阻　　　　　E. 胎先露入盆受阻

5. 关于产程,下列描述正确的是

    A. 胎头下降程度是以坐骨结节为标志　　　　　B. 潜伏期是指宫口扩张1~2cm

    C. 胎膜多在第一产程末,自然破裂　　　　　D. 第一产程活跃期最大时限为6h

    E. 膀胱过度充盈与胎头下降及宫缩无关

6. 关于不协调性宫缩过强,下列描述正确的是

    A. 痉挛性狭窄环紧箍儿体,阻碍胎儿下降

    B. 子宫收缩极性倒置,但不影响宫口开大

    C. 子宫肌肉不协调收缩,致使宫腔内压力处于低张状态

    D. 使用一般镇静药物效果不佳

    E. 较少发生胎儿宫内窘迫

7. 不协调性子宫收缩乏力的恰当处理应是

    A. 人工破膜　　　　　B. 针刺合谷、三阴交穴位

    C. 肌注哌替啶　　　　　D. 温肥皂水灌肠

    E. 静脉滴注缩宫素

8. 为阴道试产的产妇实施护理措施,下列**错误**的是

    A. 试产过程中少肛查、可灌肠

    B. 中骨盆平面狭窄时,强行阴道助产,可导致严重软产道裂伤

    C. 密切观察产程进展,发现异常及时通知医师并配合处理

    D. 指导产妇宫缩时做深呼吸、腹部按摩及放松

    E. 护士用手放于产妇腹部观察子宫收缩及胎心率变化

9. 子宫收缩乏力对于产程及母儿的影响,以下说法**错误**的是

    A. 可使产程进展缓慢甚至停滞   B. 不易导致产后出血及产褥感染

    C. 可引起产妇脱水及低钾血症   D. 易发生胎儿窘迫

    E. 产妇产道受压过久可继发生殖道瘘

10. 关于持续性枕后位,以下描述**错误**的是

    A. 因内旋转受阻而发生   B. 阴道检查胎头矢状缝与骨盆入口前后径一致

    C. 产妇宫口未开全便自觉肛门坠胀   D. 宫缩期屏气不见胎头继续下降

    E. 不会导致第二产程延长

(二) A2 型题

1. 28 岁初产妇,临产 16h,阴道检查:宫口开全 2h,先露头达 S^{+2},骨产道正常,枕后位,胎心 122 次 /min,此时最恰当的分娩方式是

    A. 即刻行剖宫产术   B. 行会阴侧切,产钳助产

    C. 静脉点滴催产素   D. 等待胎头自然旋转后阴道助产

    E. 静脉高营养等待阴道分娩

2. 初产妇,35 岁,妊娠 40 周,规律宫缩 18h,宫口开大 3cm,胎头 S^{-1},胎头大囟门位于骨盆右前方,胎心 108 次 /min,下列诊断**错误**的是

    A. 枕后位   B. 高龄初产   C. 胎儿窘迫

    D. 潜伏期延长   E. 胎头下降停滞

3. 某女,28 岁,G_1P_0,宫内妊娠 39^{+5} 周,入院待产。骨盆测量坐骨结节间径小于 8cm,余查体未见异常。此时应进一步测量的径线是

    A. 骶耻外径   B. 粗隆间径   C. 骶耻内径

    D. 骨盆出口前矢状径   E. 骨盆出口后矢状径

4. 某初产妇,28 岁,协调性子宫收缩乏力,宫口开大 5cm,无头盆不称,最恰当的处理是

    A. 给予镇静剂   B. 阴道助产

    C. 人工破膜后静脉滴注缩宫素   D. 等待产程自然分娩

    E. 剖宫产结束分娩

5. 某女,28 岁,G_1P_0,孕 39 周,临产 12h,宫口开全 40min,胎头未下降。触诊提示:胎儿肢体在左前方,胎背在右后方,胎头位于耻骨联合上方、不能推动,此时阴道检查其胎方位为

    A. LOA   B. ROA   C. LOP   D. ROP   E. ROT

6. 某孕妇,身高 144cm,临床诊断为狭窄骨盆。其最可能的狭窄类型为

    A. 扁平骨盆   B. 畸形骨盆   C. 漏斗骨盆

    D. 横径狭小骨盆   E. 均小骨盆

7. 某女,27 岁,G_1P_0,孕 36 周,来门诊检查,1 周前有少量阴道流血,未做处理,自行停止,昨晚阴道再次流血,量多,伴阵发性腹痛。检查:血压 100/54mmHg,胎心率 170 次 /min,臀位。此时最好的处理方法是

    A. 输液、给予止血药物   B. 给氧纠正胎儿窘迫

    C. 剖宫产终止妊娠   D. 期待疗法

    E. 行足牵引压迫胎盘止血

8. 26 岁初孕妇,妊娠 38⁺ 周,主诉肋下有块状物。腹部检查:子宫呈纵椭圆形,胎先露部较软且不规则,胎心在脐上偏左听诊最清楚,初步诊断胎先露为

A. 枕先露   B. 肩先露   C. 复合先露   D. 臀先露   E. 面先露

(三) A3 型题

(1~2 题共用题干)

某女,G_1P_0,孕 37 周,骨盆测量:坐骨结节间径 7.5cm,坐骨结节间径与出口后矢状之和为 14cm。阴道检查:骨盆内聚,坐骨棘间径约 9cm,胎儿估计 3 000g,头浮,胎心 140 次 /min。

1. 该孕妇骨盆属于

A. 骨盆入口平面狭窄   B. 骨盆出口平面狭窄   C. 中骨盆狭窄

D. 中骨盆及出口平面狭窄   E. 骨盆三个平面狭窄

2. 入院后行阴道检查:宫口开 5cm,宫颈周边轻度水肿,人工破膜,羊水 Ⅱ 度粪染,胎心 120 次 /min,此时最适宜的处理是

A. 行胎儿电子监护及头皮血 pH 值测定   B. 人工破膜加催产素静脉滴注加速产程

C. 即刻剖宫产终止妊娠   D. 肌注哌替啶 100mg

E. 拟定第二产程助产方案

(3~5 题共用题干)

初产妇,孕足月,规律宫缩 16h,阴道检查宫口开大 6cm,宫缩转弱,(25~30) s/(5~6) min。4h 后,阴道检查宫口仍开大 6cm,"S⁻¹"。

3. 该待产妇产程曲线属于

A. 活跃期停滞   B. 活跃期延长   C. 潜伏期延长

D. 胎头下降延缓   E. 第二产程停滞

4. 此种异常情况,最可能的原因是

A. 扁平骨盆   B. 均小骨盆   C. 中骨盆狭窄

D. 宫颈水肿   E. 宫颈肌瘤

5. 首选的处理措施是

A. 催产素静脉点滴   B. 哌替啶肌注   C. 鼓励产妇进食、休息

D. 阴道检查   E. 立即剖宫产

(6~8 题共用题干)

某女,29 岁,经产妇,孕 40 周,临产 10h,宫缩时胎心率 120 次 /min,查宫口开大 2cm,头先露 S⁻¹,无头盆不称。

6. 此时该孕妇的最佳诊断是

A. 正常产程   B. 潜伏期延长   C. 胎儿宫内窘迫

D. 活跃期阻滞   E. 巨大儿

7. 宫口开大 3cm 时,宫缩每 2~3min 一次,持续 40s,宫缩间歇期听胎心 168 次 /min,下列措施**错误**的是

A. 静脉滴注缩宫素加速产程   B. 人工破膜,观察羊水性状   C. 监测胎心率

D. 嘱产妇左侧卧位   E. 给予氧气吸入

8. 临产 18h,宫口已开全,头先露 S⁺²,胎心持续在 160 次 /min,此时最恰当的处理是

A. 立即剖宫产   B. 阴道助产分娩

C. 静滴维生素 K_1,预防产后出血   D. 肌内注射地西泮,使孕妇保持镇静

E. 左侧卧位,吸氧

三、简答题

1. 简述协调性子宫收缩乏力的宫缩特点。

2. 简述引起子宫收缩乏力的原因。

3. 简述跨耻征检查的方法及临床意义。

4. 简述协调性宫缩乏力时使用缩宫素静脉滴注的注意事项。

四、案例分析

某女士,34岁,G₂P₁,孕39周,因见红伴有规律宫缩3h入院。入院检查提示:NST呈反应型,胎心音145次/min,宫缩持续30s,间歇4~5min;阴道检查:宫口开大1cm,胎膜未破,胎方位为左枕前位。在规律宫缩15h后,宫缩逐渐减弱,间歇时间变长,阴道检查宫口开大3cm。4h后再次查体:宫缩持续30s,间歇10~15min/次,胎心音148次/min,宫口开大为3cm,宫颈右唇轻度水肿,宫缩高峰时子宫没有隆起,按压时有凹陷,无明显头盆不称。产妇精神差,入睡困难。

请思考:

1. 该产妇属于哪种异常产程的情况?

2. 该产妇目前存在的主要护理问题有哪些?

3. 针对该产妇主要的护理措施有哪些?

参考答案

一、名词解释

1. 产力异常:在分娩过程中,子宫收缩的节律性、对称性及极性不正常或强度、频率有异常,称为子宫收缩力异常,简称产力异常。

2. 急产:若产道无阻力、无头盆不称及胎位异常情况,往往产程进展很快,分娩在短时间内结束,初产妇总产程小于3h,称为急产。

3. 强直性子宫收缩:子宫强烈收缩,失去节律性,宫缩无间歇。常见于缩宫药物使用不当时,如缩宫素静滴剂量过大、肌内注射缩宫素或米索前列醇引产等。

4. 活跃期停滞:当破膜且宫颈口扩张≥6cm后,若宫缩正常,宫颈口停止扩张≥4h;若宫缩欠佳,宫颈口停止扩张≥6h称为活跃期停滞。

5. 第二产程延长:第二产程初产妇>3h,经产妇>2h(硬膜外麻醉镇痛分娩时,初产妇>4h,经产妇>3h),产程无进展(胎头下降和旋转),称为第二产程延长。

6. 子宫痉挛性狭窄环:子宫局部平滑肌呈痉挛性不协调性收缩形成的环状狭窄,持续不放松,称为子宫痉挛性狭窄环。

7. 持续性枕后位:经充分试产,胎头枕部不能转向前方,直至临产后位于母体骨盆后方,致使分娩发生困难者,称为持续性枕后位。

二、选择题

(一) A1 型题

1. A 　2. D 　3. A 　4. B 　5. C 　6. A 　7. C 　8. A 　9. B 　10. E

(二) A2 型题

1. B 　2. E 　3. E 　4. C 　5. D 　6. E 　7. C 　8. D

(三) A3 型题

1. D 　2. C 　3. A 　4. C 　5. E 　6. A 　7. A 　8. B

三、简答题

1. 协调性子宫收缩乏力的宫缩特点:子宫收缩具有正常的节律性、对称性及极性,但收缩力弱,宫腔压力低于15mmHg,持续时间短,间歇期长且不规律,宫缩小于2次/10min。在收缩的高峰期,宫体隆起不明显,用手指压宫底部肌壁仍可出现凹陷,此种宫缩乏力多属继发性宫缩乏力,可使产程延长甚至停滞。

2. 引起子宫收缩乏力的原因包括头盆不称或胎位异常、子宫局部因素、精神因素、内分泌失调、药物影响等。

3. 检查方法:产妇排尿后仰卧,两腿伸直。检查者将手放于耻骨联合上方,将浮动的胎头向骨盆方向推压,若胎头低于耻骨联合平面表示胎头可以入盆,头盆相称,称为跨耻征阴性;若胎头与耻骨联合在同一平面,表示可疑,为跨耻征可疑阳性;若胎头高于耻骨联合平面,则表示头盆明显不称,为跨耻征阳性。

临床意义:在初产妇预产期前两周或经产妇临产后胎头尚未入盆时有一定的临床意义,其目的是检查头盆是否相称。

4. 在用缩宫素静脉滴注时,必须专人监护,监测宫缩、胎心、血压及产程进展等状况。通过触诊子宫、电子胎心监护和宫腔内导管测量子宫收缩力的方法,评估宫缩强度,随时调节剂量、浓度和滴速,若10min内宫缩≥5次、宫缩持续1min以上或胎心率异常,应立即停止滴注缩宫素,避免因子宫收缩过强而发生子宫破裂或胎儿窘迫等严重并发症。

四、案例分析

1. 该产妇目前状态是潜伏期延长,由协调性(原发性)子宫收缩乏力所致。

2. 产妇目前的护理问题

(1) 疲乏 与产程延长,产妇体力耗损有关。

(2) 焦虑 与担心母儿的安危有关。

3. 主要的护理措施

(1) 改善全身状况:①保证休息,心理疏导。产妇进入产程后,护士/助产士要关心和安慰产妇、消除其精神紧张与恐惧心理,使其了解分娩的生理过程,增强对分娩的信心。对产程长、产妇过度疲劳或烦躁不安者按医嘱给予镇静剂,如地西泮(安定)10mg缓慢静脉推注或哌替啶100mg肌内注射,使其休息后体力和子宫收缩力得以恢复。②补充营养、水分、电解质。鼓励产妇多进易消化、高热量饮食。注意纠正产妇电解质紊乱状态。③开展陪伴分娩。家属陪伴在产妇身边,宫缩时家属辅助腰骶部按摩,精神上鼓励,有助于消除产妇紧张的情绪,减少因精神紧张所致的宫缩乏力。④保持膀胱和直肠处于空虚状态。

(2) 加强子宫收缩:人工破膜、静脉滴注缩宫素,使宫缩达(40~60)s/(2~3)min,同时专人守护,密切观察胎心音、血压、宫缩、宫口扩大及胎先露下降情况。

(耿 力)

第十二章 分娩期并发症妇女的护理

练习题

一、名词解释

1. 产后出血

2. 晚期产后出血

3. 子宫破裂

4. 不完全性子宫破裂

5. 完全性子宫破裂

6. 病理性缩复环

7. 羊水栓塞

二、选择题

(一) A1 型题

1. 产后出血是指胎儿娩出后24h内阴道分娩者出血量至少达到

    A. 200ml   B. 300ml   C. 400ml   D. 500ml   E. 600ml

2. 产后出血最常见的病因是

    A. 宫缩乏力   B. 胎盘胎膜残留   C. 胎盘植入

    D. 软产道损伤   E. 凝血功能障碍

3. 下列关于宫缩乏力性产后出血临床表现的叙述,正确的是

    A. 胎儿娩出后即见血液不断流出

    B. 血色暗红、无凝块,全身瘀斑

    C. 宫缩时出血量增多

    D. 胎盘未剥离前出血不止,多伴有第三产程延长

    E. 宫体软,轮廓不清

4. 下列关于胎盘部分粘连所致产后出血临床表现的叙述,正确的是

    A. 胎盘完整娩出后见血液不断流出

    B. 阴道流血呈持续性,且血液不凝

    C. 常伴阴道疼痛或肛门坠胀感

    D. 胎儿娩出数分钟后出现大量阴道流血,多伴有第三产程延长

    E. 胎儿娩出后即刻出现阴道流血

5. 下列关于宫腔填塞注意事项的描述,**错误**的是

    A. 填塞时应注意预防感染   B. 宫腔填塞应注意塞紧

    C. 填塞后若阴道出血停止说明已经止血   D. 宫腔填塞 24~48h 应取出

    E. 取出宫腔填塞物前应先使用宫缩剂

6. 下列关于完全性子宫破裂临床表现的叙述,正确的是

    A. 可见痉挛性狭窄环随宫缩上升   B. 产妇突感剧烈腹痛,随之子宫收缩停止

    C. 胎头拨露继而着冠   D. 触诊胎体不清

    E. 阴道有大量鲜血流出

7. 先兆子宫破裂与重型胎盘早期剥离所共有的临床特点是

    A. 患者均伴头盆不称   B. 出现剧烈腹痛   C. 子宫呈板状硬、不放松

    D. 有外伤史   E. 伴有大量阴道出血

8. 子宫病理性缩复环常见于

    A. 羊水过多   B. 双胎妊娠   C. 前置胎盘

    D. 胎盘早期剥离   E. 梗阻性难产

9. 下列符合先兆子宫破裂临床表现的是

    A. 宫底明显升高   B. 胎动消失   C. 扩张的宫口回缩

    D. 腹壁下可触及清楚的胎体   E. 出现子宫病理性缩复环

10. 子宫破裂的病因,**除外**

    A. 瘢痕子宫   B. 产科手术创伤   C. 胎先露部下降受阻

    D. 子宫收缩药物使用不当   E. 妊娠晚期长时间取仰卧位

11. 下列**不属于**羊水栓塞诱因的是

    A. 多次分娩史   B. 羊水过多   C. 子宫收缩过强

    D. 胎盘早剥   E. 胎膜早破

12. 羊水栓塞三联征是指

    A. 休克,DIC 引起的出血,急性肾衰竭   B. 病理性缩复环,休克,DIC 引起的出血

    C. 胎心消失,急性肾衰竭,休克   D. 宫底明显升高,肺动脉高压,DIC 引起的出血

    E. 骤然血压下降,低氧血症,凝血功能障碍

13. 下列关于羊水栓塞的描述,**错误**的是

    A. 羊水栓塞的诊断应基于临床表现及诱发因素

    B. 在母血中找到胎儿或羊水的成分是诊断的必需依据

    C. 凝血功能、心电图等监测有助于羊水栓塞的诊断及病情监测

D. 一旦怀疑羊水栓塞,应立即抢救

E. 推荐多学科密切协作参与抢救羊水栓塞

14. 羊水栓塞的病理生理特点**不包括**

    A. 过敏性反应　　　　　　　B. 肺动脉高压　　　　　　　C. 炎症损伤

    D. 弥散性血管内凝血　　　　E. 全身小血管痉挛

(二) A2 型题

1. 某产妇,足月妊娠,临产 16h,排尿困难。检查:宫底剑突下 2 横指,拒按,ROP 位,胎心率 68 次 /min,宫口开大 4cm,S^{-1},产瘤 3.0cm×3.0cm×1.5cm,宫缩时,病人呼痛不已,脐下 2 横指处见一凹陷并随宫缩逐渐上升,导尿发现为肉眼血尿,此时产妇最可能的临床诊断是

    A. 子宫痉挛性狭窄环　　　　B. 高张性宫缩乏力　　　　　C. 先兆子宫破裂

    D. 低张性宫缩乏力　　　　　E. 完全性子宫破裂

2. 初产妇,孕 38 周,胎儿估计 3 800g,临产后予"人工破膜 + 缩宫素静脉点滴",5h 宫口开大 3cm,自诉腹痛明显,脐下 2 指处可见病理性缩复环,导尿见尿液呈浅粉色。最适宜的处理为

    A. 立即停用缩宫素,等待自然分娩　　　　B. 立即行产钳助产术

    C. 抑制宫缩后尽快行剖宫产术　　　　　　D. 给予镇静剂后行阴道助产

    E. 给予镇静剂后等待自然分娩

3. 某产妇,32 岁,孕 39 周。临产 16h,产程进展缓慢,给予缩宫素静滴后产妇突然感到下腹撕裂样疼痛,继之出现全腹疼痛。查体:脉搏 110 次 /min,呼吸 25 次 /min,血压明显下降,全腹有压痛及反跳痛,在腹壁下可扪及胎体。其目前发生的情况是

    A. 子宫破裂　　　　　　　　B. 羊水栓塞　　　　　　　　C. 胎膜早破

    D. 胎盘植入　　　　　　　　E. 胎盘剥离不全

4. 初产妇,足月自然分娩,胎儿娩出后 5min,产妇开始出现较多量活动性阴道出血,暗红色有血凝块,最可能的原因是

    A. 宫颈裂伤　　　　　　　　B. 凝血功能障碍　　　　　　C. 产后宫缩乏力

    D. 胎盘部分剥离　　　　　　E. 阴道静脉破裂

5. 某产妇,26 岁,G$_1$P$_0$,现孕 40 周,临产后经阴道自然分娩,胎儿娩出后 7min 突发阴道流血约 400ml,血液暗红有血凝块,检查血压 100/60mmHg,脉搏 100 次 /min,宫底平脐。此时最适宜的处理措施是

    A. 静脉点滴缩宫素　　　　　B. 检查软产道有无损伤　　　C. 协助胎盘娩出

    D. 按摩子宫　　　　　　　　E. 纱布填塞宫腔

6. 某产妇,26 岁,G$_1$P$_0$,孕 29 周,胎动胎心消失 1 周入院,经人工破膜及缩宫素点滴引产娩出一死婴,胎儿娩出后阴道持续性流血,经人工剥离胎盘及使用宫缩剂后仍大量出血不止,无凝血块。导致其产后出血最可能的原因是

    A. 产后宫缩乏力　　　　　　B. 软产道损伤　　　　　　　C. 子宫破裂

    D. 子宫腔内感染　　　　　　E. 凝血功能障碍

7. 某产妇,32 岁,G$_3$P$_0$,曾人工流产 2 次,现孕 40 周,产程进展顺利,但胎儿娩出后 30min 胎盘仍未娩出,亦无剥离迹象,阴道无出血,最可能的原因是

    A. 胎盘剥离不全　　　　　　B. 胎盘剥离后滞留　　　　　C. 胎盘嵌顿

    D. 胎盘完全植入　　　　　　E. 胎盘部分性粘连

8. 某产妇,39 岁,足月妊娠临产,经阴道自然分娩。产后 2h,产妇出现间歇性阴道出血,量较多,有血凝块,2h 出血达 800ml。检查子宫体柔软,按压子宫能挤出大量积血。导致其产后出血最可能的原因是

    A. 软产道损伤　　　　　　　B. 羊水栓塞　　　　　　　　C. 子宫收缩乏力

    D. 凝血功能障碍　　　　　　E. 子宫破裂

（三）A3 型题

（1~2 题共用题干）

某产妇，G_2P_0，孕 40 周，头位。临产 18h，宫口开大 6cm，自诉腹部阵发性疼痛明显，因 2h 产程无进展，予缩宫素静脉点滴。其后产妇突然感到下腹撕裂样疼痛，继而腹痛短暂消失，其后又出现持续性全腹疼痛。查体：脉搏 120 次 /min，呼吸 26 次 /min，血压 85/50mmHg，全腹有压痛及反跳痛，腹壁下可扪及胎体。

1. 该产妇最可能发生的情况是

    A. 羊水栓塞   B. 胎盘早剥   C. 完全性子宫破裂

    D. 先兆子宫破裂   E. 前置胎盘

2. 最适宜的处理方法是

    A. 经阴道助产结束分娩   B. 抑制宫缩等待自然分娩

    C. 抑制宫缩经阴道助产   D. 加大缩宫素剂量及速度，加快产程

    E. 抢救休克同时尽快行腹部手术

（3~4 题共用题干）

某产妇，30 岁，G_1P_0，孕 39 周，见红 2h 入院待产。查体：宫颈部分消失，宫口 1.5cm，先露 $S^{-1.5}$，宫缩 30s/5min，行缩宫素静脉点滴。缩宫素点滴 2h 后产妇自诉剧烈腹痛，脐耻间可见一凹陷，下腹拒按，胎心率 110 次 /min，宫缩 1min/1min 50s，阴道内诊：宫口开 3cm，先露 $S^{-1.5}$，LOA，导尿呈血性。

3. 该产妇最可能的诊断为

    A. 胎盘早期剥离   B. 先兆子宫破裂   C. 前置胎盘

    D. 完全性子宫破裂   E. 膀胱破裂

4. 最适宜的处理措施是

    A. 加快缩宫素静脉点滴速度   B. 产钳助产   C. 给予哌替啶后尽快剖宫产

    D. 继续观察   E. 吸氧，胎吸助产

（四）A4 型题

（1~4 题共用题干）

某产妇，40 岁，G_1P_0，临产 15h 后经阴道顺利分娩一重 3 000g 男婴，胎盘胎膜娩出完整。产后 1h，阴道流血浸湿一张会阴垫，半小时后又浸湿一张会阴垫，两张会阴垫潮湿后的重量比其干重增加 1 260g。腹部检查子宫软，宫底脐上两指，按压宫底可挤出多量血液，有血凝块。

1. 该产妇产后 1 个半小时阴道出血量的估测方法首选

    A. 容积法   B. 称重法   C. 面积法

    D. 血红蛋白法   E. 目测法

2. 该产妇产后 1 个半小时阴道出血量约为

    A. 500ml   B. 700ml   C. 900ml

    D. 1 000ml   E. 1 200ml

3. 导致该产妇产后出血多的原因最可能是

    A. 胎盘因素   B. 软产道裂伤   C. 凝血功能障碍

    D. 子宫破裂   E. 子宫收缩乏力

4. 予产妇宫腔球囊填塞，填塞后的护理措施 **错误** 的是

    A. 密切观察阴道出血量   B. 密切观察子宫底高度的变化

    C. 动态监测血常规及凝血功能状况   D. 填塞后 2h 取出

    E. 取出球囊前应先使用宫缩剂

（5~7 题共用题干）

初产妇，因第二产程延长、胎儿宫内窘迫行产钳助产，新生儿体重 4 000g，胎儿娩出后阴道即刻持续出血，色鲜红，宫底硬，子宫轮廓清，身体其他部位无出血灶。

5. 胎儿娩出即刻产妇阴道出血最可能的原因是

　　A. 产后宫缩乏力　　　　　B. 软产道裂伤　　　　　C. 胎盘剥离不全

　　D. 凝血功能障碍　　　　　E. 子宫破裂

6. 最适宜的处理措施是

　　A. 注射麦角新碱　　　　　B. 注射缩宫素　　　　　C. 宫腔填塞

　　D. 立即手取胎盘　　　　　E. 仔细检查软产道,有裂伤立即缝合

7. 产后 1h,按压子宫排出凝血块约 600g,产妇面色苍白,出冷汗,测 BP 90/60mmHg,子宫轮廓不清,此时出血原因最可能是

　　A. 胎盘剥离不全　　　　　B. 胎盘残留　　　　　C. 子宫收缩乏力

　　D. 凝血功能障碍　　　　　E. 软产道裂伤

三、简答题

1. 简述产后出血量的估测方法。

2. 简述子宫收缩乏力所致产后出血的止血措施。

3. 简述先兆子宫破裂的主要临床表现。

4. 简述完全性子宫破裂的临床表现。

5. 简述子宫破裂的病因。

6. 简述对羊水栓塞病人的处理与配合。

四、案例分析

1. 张女士,39 岁,G_2P_1,羊水过多,足月分娩。产程共 40h,行会阴侧切娩出一男婴,重 3 800g,胎盘胎膜完整自然娩出后,行会阴侧切缝合,第三产程出血约 200ml。产房留观期间产妇出现间歇性阴道出血,量较多,有血凝块,2h 出血达 600ml,检查子宫体柔软,宫底脐上 2 指,按压子宫能挤出大量积血。产妇自诉情绪紧张。

请思考:

(1) 该产妇发生产后出血的主要病因是什么? 本病例存在哪些容易导致产后出血的高危因素?

(2) 该产妇的主要护理诊断 / 问题有哪些?

(3) 对该产妇应采取哪些护理措施?

2. 李女士,36 岁,G_4P_3,孕 37^{+1} 周,因部分性前置胎盘阴道少量出血入院,入院查体示脉搏 82 次 /min,呼吸 20 次 /min,血压 128/78mmHg,胎心 102 次 /min,考虑胎儿宫内窘迫立即行剖宫产术。破膜后见羊水 II 度污染,量约 1 000ml。胎儿娩出后约 3min,产妇出现呛咳、抽搐、颜面青紫,血压下降为 70/40mmHg,心率 40 次 /min,子宫切口边缘广泛渗血,色暗红,不凝。

请思考:

(1) 该产妇最可能发生了什么情况?

(2) 主要护理诊断 / 问题有哪些?

(3) 对该产妇应采取哪些护理措施?

3. 周女士,28 岁,G_4P_1,孕 39 周,2 年前剖宫产分娩 1 活女婴。因妊娠 39 周、规律性下腹疼痛 6h、疼痛加重 2h 入院。查体:脉搏 82 次 /min,呼吸 18 次 /min,血压 120/75mmHg,宫高 32cm,腹围 97cm,宫缩强且频,持续 60s,间歇 10~15s,腹部平脐处可见一环状凹陷,下腹部压痛明显,阴道检查:宫口开大 3cm,胎膜未破,S^{-1};急诊超声显示:单活胎,LOP;电子胎心监护:胎心 110 次 /min。孕妇自诉下腹疼痛难忍。医生初步诊断后,医嘱立即肌内注射哌替啶 100mg,吸氧并做好急诊剖宫产术的术前准备。

请思考:

(1) 该产妇发生了什么情况?

(2) 主要护理诊断 / 问题有哪些?

(3) 针对该产妇,还应采取哪些护理措施?

参考答案

一、名词解释

1. 产后出血:是指胎儿娩出后 24h 内阴道分娩者出血量≥500ml,剖宫产者≥1 000ml。

2. 晚期产后出血:部分产妇分娩 24h 后,于产褥期内发生子宫大量出血,称晚期产后出血。

3. 子宫破裂:是指妊娠晚期或分娩期发生的子宫体部或子宫下段的破裂。

4. 不完全性子宫破裂:是指子宫肌层部分或全层破裂但浆膜层完整,宫腔与腹腔不相通,胎儿及其附属物位于宫腔内。

5. 完全性子宫破裂:当子宫壁全层破裂,宫腔与腹腔相通时,称完全性子宫破裂。

6. 病理性缩复环:当胎先露部下降受阻、子宫收缩过强时,强有力的宫缩使子宫下段肌肉极度拉长变薄,而子宫体部肌肉极度增厚变短,两者间形成明显的环状凹陷,称为病理性缩复环。

7. 羊水栓塞:是指羊水进入母体血液循环引起肺动脉高压、低氧血症、循环衰竭、弥散性血管内凝血(DIC)、多器官功能衰竭等一系列表现的分娩期并发症。

二、选择题

（一）A1 型题

1. D   2. A   3. E   4. D   5. C   6. B   7. B   8. E   9. E   10. E

11. B   12. E   13. B   14. E

（二）A2 型题

1. C   2. C   3. A   4. D   5. C   6. E   7. D   8. C

（三）A3 型题

1. C   2. E   3. B   4. C

（四）A4 型题

1. B   2. E   3. E   4. D   5. B   6. E   7. C

三、简答题

1. 产后出血量的估测方法包括称重法、容积法、面积法、休克指数法和血红蛋白水平测定等。

2. 子宫收缩乏力所致产后出血的止血措施包括:按摩子宫、应用宫缩剂、宫腔填塞、子宫压缩缝合术、结扎盆腔血管、髂内动脉或子宫动脉栓塞,经积极抢救无效,危及产妇生命时,需行子宫次全切除或子宫全切除术。

3. 先兆子宫破裂的主要临床表现有:下腹部疼痛、子宫病理性缩复环伴子宫压痛、胎心率改变及排尿困难、血尿。

4. 完全性子宫破裂的临床表现有:可继发于先兆子宫破裂后,常发生于瞬间;破裂时产妇突感下腹部一阵撕裂样剧痛,继而子宫收缩骤然停止,腹痛短暂缓解,待羊水、血液进入腹腔,又出现持续性全腹疼痛;伴面色苍白、出冷汗、脉搏细数、呼吸急促、血压下降等休克征象;腹部检查示全腹压痛明显、有反跳痛,腹壁可清楚扪及胎体,子宫缩小位于侧方,胎心胎动消失;阴道检查可见鲜血流出,曾扩张的宫颈口缩小,胎先露部升高甚至消失,部分产妇可扪及宫颈及子宫下段裂口。

5. 子宫破裂的病因:瘢痕子宫、胎先露部下降受阻、子宫收缩药物使用不当、产科手术创伤、其他如子宫发育异常或曾有多次宫腔操作者。

6. 羊水栓塞病人的处理与配合:一旦怀疑羊水栓塞,应紧急处理。主要处理与配合措施有呼吸支持治疗,增加氧合;循环支持治疗;抗过敏;纠正凝血功能障碍;病情监测;产科处理;器官功能支持与保护。

四、案例分析

1.（1）该产妇发生产后出血的主要病因是产后宫缩乏力。高危因素有孕妇高龄、子宫过度膨胀(羊水过多)、产程延长易致产妇体力过度消耗、精神紧张。

（2）主要护理诊断/问题:①组织灌注量改变   与子宫大量出血有关;②有感染的危险   与失血后抵抗

力降低及手术操作有关;③恐惧　与大量失血、担心自身安危有关;④潜在并发症:出血性休克。

(3) 护理措施:①向产妇及家属解释病情和抢救情况,消除紧张情绪,使其与医护人员积极配合;②严密观察并详细记录产妇的意识状态、皮肤颜色、生命体征、尿量,一旦休克应及时呼救、协助产妇去枕平卧、保暖、给予吸氧、迅速建立静脉通道,及时补充血容量、纠正低血压、抢救过程中随时配合做好血气检查、观察尿量必要时可给予利尿剂、出现心衰时应用强心药并可同时加用利尿剂;③观察子宫收缩情况,按摩子宫并注意有无阴道大量出血,及时排空膀胱,必要时给予导尿;④遵医嘱使用缩宫素、麦角新碱或前列腺素类药物;⑤遵医嘱给予抗生素防止感染;⑥如上述止血措施失败,可考虑宫腔内球囊填塞、结扎盆腔血管等。

2. (1) 该产妇最可能出现了羊水栓塞。

(2) 主要护理诊断 / 问题:①气体交换受损　与肺动脉高压致肺血管阻力增加及肺水肿有关;②外周组织灌注无效　与心肺功能衰竭、弥散性血管内凝血及失血有关;③恐惧　与病情危重、濒死感有关;④潜在并发症:急性肾衰竭、DIC。

(3) 护理措施:①呼吸支持治疗,增加氧合:根据情况可选择面罩给氧、气管插管正压给氧或人工辅助呼吸,维持氧供;②循环支持治疗:一旦出现心脏骤停,应立即进行高质量的心肺复苏;③抗过敏:基于临床实践,尽早使用大剂量糖皮质激素;④纠正凝血功能障碍;⑤病情监测:抢救过程中需严密监测血压、心率、呼吸、尿量、电解质、肝肾功能、凝血功能、血氧饱和度、动脉血气分析、心电图、中心静脉压等;⑥产科处理:当产后出血难以控制、危及产妇生命时,应及时报告医师并做好子宫切除术的术前准备;⑦做好器官功能支持与保护;⑧为产妇及家属提供积极的心理支持。

3. (1) 该产妇发生了先兆子宫破裂。

(2) 主要护理诊断 / 问题:①急性疼痛　与子宫收缩过强过频、宫腔压力高有关;②恐惧　与担心自身安危及胎儿安全有关。

(3) 护士除了应遵医嘱立即给予产妇肌内注射哌替啶 100mg、吸氧并做好急诊剖宫产术的术前准备外,还应采取的护理措施有:①保证环境空气清新,调节室内温度、湿度,做好保暖;②做好病情监测,密切监测产妇生命体征、面色、反应、宫缩、胎动、胎心等;③做好新生儿复苏的准备工作;④安抚产妇及家属,减轻其紧张、恐惧情绪,向产妇及家属解释治疗护理措施及目的。

(康　健)

第十三章　产褥期疾病妇女的护理

练习题

一、名词解释

1. 产褥感染

2. 产褥病率

3. 产后抑郁症

二、选择题

(一) A1 型题

1. 关于产褥病率最常见的原因,下列正确的是

    A. 上呼吸道感染　　　　　B. 泌尿系感染　　　　　C. 血栓静脉炎

    D. 急性乳腺炎　　　　　　E. 产褥感染

2. 关于外源性产褥感染的主要致病菌,下列正确的是

    A. 杆菌　　　　　　　　　B. 链球菌　　　　　　　C. 厌氧菌

    D. 葡萄球菌　　　　　　　E. 支原体与衣原体

3. 血清 C- 反应蛋白有助于早期产褥感染的诊断,关于其判断标准下列正确的是

  A. >6mg/L   B. >8mg/L   C. >10mg/L

  D. >12mg/L   E. >14mg/L

4. 关于产褥感染患者应采取的体位,下列正确的是

  A. 膀胱截石位   B. 俯卧位   C. 半卧位

  D. 仰卧位   E. 平卧位

5. 目前筛查产后抑郁症最常用的量表是

  A. 爱丁堡产后抑郁量表   B. 产后抑郁筛查量表   C. 住院病人抑郁量表

  D. 抑郁自评量表   E. 焦虑自评量表

6. 用爱丁堡产后抑郁量表筛查产后抑郁症的最佳时间是产后

  A. 2 周内   B. 2~6 周   C. 4~8 周   D. 6~10 周   E. 8~12 周

7. 关于产后抑郁筛查量表筛查产后抑郁症的临界值,下列正确的是

  A. 总分≥40   B. 总分≥50   C. 总分≥60

  D. 总分≥70   E. 总分≥80

8. 关于爱丁堡产后抑郁量表筛查产后抑郁症的临界值,下列正确的是

  A. ≥9 分   B. ≥11 分   C. ≥13 分   D. ≥15 分   E. ≥17 分

9. 关于产褥感染的原因,下列**错误**的是

  A. 缩宫素的使用   B. 产道本身存在细菌   C. 妊娠末期性交、盆浴

  D. 产程延长及手术助产   E. 医务人员的手及各种手术器械的接触

10. 属于产褥感染的是

  A. 急性膀胱炎   B. 腹泻   C. 急性子宫内膜炎

  D. 上呼吸道感染   E. 急性乳腺炎

11. 关于产褥感染的护理措施,下列**错误**的是

  A. 做好孕期卫生宣教   B. 产妇平卧,下肢抬高 C. 接产严格无菌操作

  D. 保证营养摄入   E. 保持外阴清洁

12. 关于产褥感染的护理措施,下列**错误**的是

  A. 半卧位以利引流   B. 鼓励产妇早期下床活动

  C. 选用有效的抗生素   D. 禁用宫缩剂,避免感染扩散

  E. 胎盘残留者,应控制感染后清宫

13. 关于产后抑郁症的描述,下列**错误**的是

  A. 孕期发生不良生活事件越多,患病的可能性越大

  B. 可表现出自责、自罪、自暴自弃的行为

  C. 有家族抑郁症病史的产妇,发病风险高

  D. 产后抑郁症可由多方面因素造成

  E. 是一组精神病性的抑郁综合征

14. 导致产后抑郁症的因素,下列**错误**的是

  A. 神经内分泌因素   B. 心理因素   C. 免疫因素

  D. 分娩因素   E. 遗传因素

15. 关于产后抑郁对母亲的影响,**错误**的是

  A. 产后出血   B. 睡眠障碍   C. 性欲减退

  D. 弃婴、杀婴   E. 人际关系协调障碍

(二)A2 型题

1. 产妇刘某,自然分娩后第 3d,出现下腹痛,恶露量多且有恶臭。查体:体温 38.8℃,宫底平脐,宫旁压

痛,白细胞 15×10⁹/L,中性粒细胞 80%,诊断为产褥感染。关于其临床类型,下列正确的是

    A. 急性子宫内膜炎及子宫肌炎   B. 急性盆腔腹膜炎   C. 急性输卵管炎

    D. 急性宫颈炎   E. 败血症

2. 王女士,3 周前自然分娩一女婴。1 周前家人发现其心情压抑、焦虑、易怒,不愿见人,爱丁堡产后抑郁量表总分 14 分。关于对其采取的最重要的护理措施,下列正确的是

    A. 心理治疗   B. 使用盐酸舍曲林   C. 使用盐酸帕罗西汀

    D. 防止暴力行为发生   E. 促进其适应母亲角色

3. 女,29 岁,孕 40 周,自然分娩后 2 周,产妇出现下肢肿胀、疼痛、皮肤紧张发白。以下最可能的诊断是

    A. 急性子宫内膜炎及子宫肌炎   B. 急性盆腔结缔组织炎   C. 下肢血栓性静脉炎

    D. 急性子宫内膜炎   E. 急性输卵管炎

4. 产妇于产后 1~2 周寒战、高热、下腹痛并放射到腹股沟,下腹软,有深压痛。最可能的诊断是

    A. 子宫肌炎   B. 盆腔腹膜炎   C. 轻型子宫内膜炎

    D. 血栓性静脉炎   E. 盆腔结缔组织炎

5. 某初产妇,足月妊娠,破膜 12h 临产,因持续性枕横位,胎头吸引术助产,产后出血不多,产后第 5d 体温为 37.5~38.5℃,两乳稍胀,但无肿块,宫底脐下 2cm,轻压痛,血性恶露,量多有臭味,会阴切开伤口已愈合。关于其诊断,下列正确的是

    A. 会阴侧切伤口感染   B. 急性子宫内膜炎   C. 早期乳腺炎

    D. 扁桃体炎   E. 阴道炎

6. 25 岁初产妇,产后 4d 出现下腹痛、低热,恶露量多、臭味明显,子宫平脐,子宫压痛明显,子宫复旧不良。关于其临床诊断,下列正确的是

    A. 急性盆腔结缔组织炎   B. 急性子宫肌炎   C. 急性输卵管炎

    D. 盆腔腹膜炎   E. 阴道炎

7. 27 岁初产妇,半月前经阴道自然分娩一男婴,产后出血量约 700ml,未输血。至今恶露量多,有臭味。查体:宫底在耻骨联合上 2cm,有压痛。妇科检查:子宫左侧触及 6cm×7cm×5cm 有压痛肿块。关于对其采取的紧急处理方法,下列**错误**的是

    A. 取宫腔分泌物作细菌培养   B. 查白细胞总数及分类   C. 静脉滴注广谱抗生素

    D. B 型超声检查   E. 行剖腹探查

8. 患者,28 岁,足月产后第三天,出现下腹痛,体温 39℃,恶露多,有臭味,子宫底脐下一指,有压痛,对该患者护理措施**错误**的是

    A. 采取平卧位   B. 采取半卧位   C. 做好会阴护理

    D. 做好病情观察和护理   E. 做好心理护理

9. 产妇,38 岁,初产妇,贫血,胎膜早破,胎心 126 次/min,产钳助产分娩,检查胎盘发现少量胎膜残留。产后 10d 体温 39.2℃,诊断产褥感染。与该产妇感染**无关**的是

    A. 贫血   B. 胎膜早破   C. 高龄初产

    D. 产钳助产   E. 胎膜残留

10. 初产妇,分娩后第 2d 起体温 37.8℃,持续 3d,子宫收缩好,无压痛,会阴伤口红肿、疼痛,恶露淡红色,无恶臭,双乳软,无硬结。产妇发热可能的原因是

    A. 上呼吸道感染   B. 乳头皲裂   C. 泌尿系统感染

    D. 会阴伤口感染   E. 乳腺炎

(三) A3 型题

(1~2 题共用题干)

某产妇,产后 4d,体温 38℃,双乳稍胀,无明显压痛,子宫脐下 2 指,轻压痛,恶露多而混浊,有臭味,余无异常发现。

1. 该患者最可能的诊断是
   - A. 急性盆腔结缔组织炎
   - B. 慢性盆腔炎
   - C. 产后宫缩痛
   - D. 子宫内膜炎
   - E. 乳腺炎

2. 对该产妇首选的治疗方法是
   - A. 切开引流
   - B. 肝素治疗
   - C. 抗生素治疗
   - D. 手术治疗
   - E. 清宫

(3~5 题共用题干)

患者,25 岁,G_1P_0,足月妊娠,胎膜早破,自然分娩后第 3d,体温 38℃,下腹疼,恶露有臭味,宫底平脐,宫旁压痛。

3. 该患者最可能的诊断是
   - A. 急性宫颈炎
   - B. 急性子宫内膜炎及子宫肌炎
   - C. 急性输卵管炎
   - D. 盆腔结缔组织炎
   - E. 败血症

4. 该患者应首先进行的辅助检查是
   - A. 尿常规
   - B. 血常规
   - C. 便常规
   - D. 血生化
   - E. 血电解质

5. 护士对患者采取的护理措施,**错误**的是
   - A. 红外线照射会阴部
   - B. 抬高床头
   - C. 监测体温
   - D. 做好心理护理
   - E. 协助进行 B 超检查

三、简答题

1. 简述产褥感染与产褥病率的区别。
2. 简述产褥感染的临床类型。
3. 简述产后抑郁症病人的护理措施。

四、案例分析

1. 某产妇,35 岁,G_2P_1,39 周妊娠。胎膜早破入院。有妊娠晚期性生活史。分娩过程中出现潜伏期延长。会阴Ⅱ度裂伤常规修补缝合术。分娩后 3d,出现下腹痛,恶露血性,量增多有臭味。查体:体温 39℃,脉搏 95 次/min,宫底平脐,宫旁压痛,血红蛋白 90g/L,白细胞 $15.8×10^9$/L,中性粒细胞 0.8,C-反应蛋白 15mg/L。

请思考:

(1) 该产妇出现了什么问题? 可能原因是什么?

(2) 对该产妇的护理评估内容是什么?

2. 刘女士,26 岁,G_1P_0。1 周前,因胎儿较大行会阴侧切+产钳术助娩一女婴。胎盘自然娩出且完整,产后出血约 300ml。4d 后出现乳房胀痛,测体温 37.9℃,母乳喂养后 1d 体温降到正常。现诉发热和下腹部疼痛。查体:体温 39.3℃,痛苦病容,腹部拒按,子宫底在脐耻之间,压痛,右侧附件区明显压痛,且触及一边界不清的囊性肿物,约 5.2cm×6.3cm×4.4cm。血常规:血红蛋白 110g/L,白细胞 $17.2×10^9$/L。

请思考:

(1) 刘女士发热的原因是什么?

(2) 刘女士存在的护理问题有哪些?

(3) 如何为刘女士提供护理和健康教育?

3. 李某,29 岁,初产妇,G_2P_0,孕 39 周,有一次流产史,因胎膜早破入院。分娩过程中出现潜伏期延长,阴道分娩一活女婴,Apgar 评分 8 分。会阴Ⅱ度裂伤常规行修补缝合术。产后第 3d,诉下腹疼痛,恶露增多,且有臭味。体格检查:体温 39℃,脉搏 95 次/min,血压 120/85mmHg,双侧乳房无异常,腹软,宫底平脐,宫体压痛明显。妇科检查:会阴伤口红肿,压痛明显,恶露为血性,量多且有臭味。辅助检查:血红蛋白 90g/L,红细胞 $3.4×10^{12}$/L,白细胞 $17.8×10^9$/L,中性粒细胞 0.8,其他无明显异常。产妇情绪低落,失眠、食欲差,拒绝母婴同室和哺乳,不愿参与新生儿的护理工作。该产妇平时性格较内向、敏感。

请思考:
(1) 该产妇目前诊断是什么? 可能原因是什么?
(2) 该产妇存在的护理问题有哪些?
(3) 如何对该产妇进行护理?

参考答案

一、名词解释

1. 产褥感染:指分娩及产褥期内生殖道受病原体侵袭引起的局部和全身感染。

2. 产褥病率:指分娩 24h 以后的 10d 内,每日测量体温 4 次,间隔时间 4h,有 2 次体温≥38℃(口表)。

3. 产后抑郁症:指产妇在分娩后出现抑郁症状,是产褥期精神综合征的一种常见类型。

二、选择题

(一) A1 型题

1. E	2. B	3. B	4. C	5. A	6. B	7. C	8. C	9. A	10. C
11. B	12. D	13. E	14. C	15. A					

(二) A2 型题

1. A	2. A	3. C	4. D	5. B	6. B	7. E	8. A	9. C	10. D

(三) A3 型题

1. D	2. C	3. B	4. B	5. A

三、简答题

1. 产褥感染是指分娩时及产褥期生殖道受病原体侵袭,引起局部或全身的感染。产褥病率是指分娩 24h 以后的 10d 内,每日用口表测体温 4 次,间隔时间 4h,有 2 次≥38℃。可见两者含义不同,产褥病率常由产褥感染引起,但也可由生殖道以外的泌尿系统感染、乳腺炎、上呼吸道感染等原因所致。

2. 产褥感染在临床上可表现为会阴伤口感染、阴道、宫颈感染、急性子宫内膜炎、子宫肌炎、急性盆腔结缔组织炎、急性输卵管炎、急性盆腔腹膜炎及弥漫性腹膜炎、血栓性静脉炎、脓毒血症及败血症。

3. 产后抑郁症病人的护理措施:①一般护理:提供温暖、舒适的环境,合理安排饮食,保证足够的睡眠;②心理护理:鼓励产妇宣泄,抒发自身的感受,耐心倾听产妇诉说的心理问题,做好心理疏通工作;③协助并促进产妇适应母亲角色;④防止暴力行为发生;⑤治疗配合;⑥做好出院指导与预防。

四、案例分析

1. (1) 该患者出现了子宫感染;可能原因:妊娠晚期性生活史、胎膜早破、分娩过程中产程延长及会阴裂伤等。

(2) 对该产妇的护理评估内容如下:

1) 健康史:产褥感染的诱发因素;本次妊娠有无妊娠合并症与并发症、分娩时是否有胎膜早破、产程延长、手术助产、软产道损伤、产前出血、产后出血史及产妇的个人卫生习惯等。

2) 身心状况:评估产妇全身状况、子宫复旧及伤口愈合情况。检查宫底高度、子宫软硬度、有无压痛及其程度;观察会阴伤口有无疼痛、局部红肿、硬结及脓性分泌物;观察恶露量、颜色、性状、气味等。观察产妇的情绪与心理状态。

3) 辅助检查:白细胞计数、血清 C- 反应蛋白等血液检查结果;细菌培养和药物敏感试验或血培养和厌氧菌培养等情况。

2. (1) 刘女士发热的原因可能是产褥感染,可能临床类型是子宫感染及急性盆腔结缔组织炎、急性输卵管炎。

(2) 可能存在护理问题如下:

1) 体温过高 与感染的发生有关。

2) 疼痛 与生殖道局部发生感染有关。

3）焦虑　与疾病及母子分离或护理孩子的能力受影响有关。

（3）护理和健康教育

1）一般护理：保证最佳环境、加强营养、保证休息、取半卧位。

2）心理护理：解除产妇及家属的疑虑，增加治疗信心。

3）病情观察：体温、全身症状、恶露、子宫复旧情况及会阴伤口情况。

4）治疗配合：注意抗生素使用的间隔时间，维持血液中有效浓度。

5）健康教育与出院指导：注意个人卫生，保持会阴部清洁，及时更换会阴垫。注意休息，适当活动；合理膳食、营养均衡，增强体质。产褥期结束后返院复查。

3.（1）产褥感染、产后抑郁症。产褥感染诱因可能有胎膜早破、手术助产、会阴伤口感染、多次阴道检查等。产后抑郁症病因可能是不良的分娩体验和产妇的内向性格等个性特点。

（2）1）体温过高　与感染的发生有关。

2）疼痛　与生殖道局部发生感染有关。

3）焦虑　与疾病及母子分离或护理孩子的能力受影响有关。

4）家庭运作过程失常　与抑郁所致的家庭功能改变有关。

5）有对自己实行暴力的危险　与产后严重的心理障碍有关。

6）个人应对无效　与产后抑郁有关。

（3）1）一般护理：保证最佳环境、加强营养、保证休息、取半卧位或抬高床头，促进恶露引流，防止感染扩散。鼓励、协助产妇哺乳。

2）心理护理：让产妇感到被支持、尊重、理解，增强信心、自我控制能力和良好交流的能力，激发内在动力去应对自身问题。做好心理疏通工作。同时，鼓励和指导家属给予更多的关心和爱护，减少或避免不良的精神刺激和压力。

3）病情观察：体温、全身症状、恶露、子宫复旧情况及会阴伤口情况。防止意外发生，做好安全防护，恰当安排产妇生活和居住环境。

4）协助并促进角色转换：帮助产妇适应角色的转换，实施母婴同室，指导母乳喂养，鼓励产妇与婴儿多交流、多接触，并多参与照顾婴儿，培养产妇的自信心。

5）治疗配合：遵医嘱用药，注意抗生素使用的间隔时间，维持血液中有效浓度。护理人员应该遵医嘱指导产妇正确应用抗抑郁症药，并注意观察药物疗效及不良反应。

6）健康教育与出院指导：注意个人卫生和会阴部清洁，及时更换会阴垫；注意休息，适当活动，保持良好的心境；产褥期结束返院复查。为产妇提供心理咨询机会。

（张英艳）

第十四章　女性生殖系统炎症病人的护理

练习题

一、名词解释

1. 前庭大腺囊肿

2. 复发性外阴阴道假丝酵母菌病

3. 梅毒

4. 盆腔炎性疾病

二、选择题

（一）A1 型题

1. 以下**不属于**女性生殖器官自然防御功能的是

　　A. 两侧大阴唇自然合拢　　　　　　　B. 阴道 pH 在 3.8~4.4

　　C. 子宫颈黏液栓的形成　　　　　　　D. 子宫内膜周期性剥脱

　　E. 阴道内同时寄居需氧菌、厌氧菌

2. 关于滴虫阴道炎**错误**的是

　　A. 病原体为阴道毛滴虫　　　　　　　B. 性接触为主要传播方式

　　C. 潜伏期为 4~28d　　　　　　　　　D. 部分患者感染初期无症状

　　E. 少数患者合并细菌性阴道病

3. 关于妊娠合并尖锐湿疣，以下描述正确的是

　　A. 胎儿宫内感染常见　　　　　　　　B. 通过软产道感染胎儿罕见

　　C. 妊娠期间病灶增长迅速　　　　　　D. 产后病灶增长缓慢

　　E. 出生的新生儿常患喉乳头瘤

4. 阴道分泌物呈灰白色，稀薄，均匀一致，有鱼腥臭味的疾病是

　　A. 外阴阴道假丝酵母菌病　　　B. 细菌性阴道病　　　　　C. 滴虫阴道炎

　　D. 急性宫颈炎　　　　　　　　E. 萎缩性阴道炎

5. 对于萎缩性阴道炎，以下描述正确的是

　　A. 用雌激素制剂治疗有效　　　　　　B. 阴道壁常有较深溃疡

　　C. 常见于围绝经期妇女　　　　　　　D. 常用静脉滴注抗生素治疗

　　E. 宜用碱性液体冲洗

6. 外阴阴道假丝酵母菌病的主要传染途径是

　　A. 性交直接传染　　　　　B. 衣物间接传染　　　　　C. 内源性传染

　　D. 体液传播　　　　　　　E. 母婴垂直传播

7. 以下**不是**阴道正常菌群的是

　　A. 支原体　　　　　　　　B. 衣原体　　　　　　　　C. 乳杆菌

　　D. 肠球菌　　　　　　　　E. 葡萄球菌

8. 在维持阴道生态平衡中起重要作用的细菌是

　　A. 链球菌　　　　　　　　B. 乳杆菌　　　　　　　　C. 加德纳菌

　　D. 大肠埃希菌　　　　　　E. 葡萄球菌

9. 经淋巴系统蔓延引起盆腔炎的病原体是

　　A. 葡萄球菌　　　　　　　B. 淋病奈瑟菌　　　　　　C. 沙眼衣原体

　　D. 大肠埃希菌　　　　　　E. 结核分枝杆菌

10. 阴道分泌物检测淋病奈瑟菌，其中诊断淋病的金标准方法是

　　A. 核酸扩增方法　　　　　　　　　　B. 淋病奈瑟菌培养

　　C. 分泌物涂片革兰氏染色　　　　　　D. 0.9% 氯化钠溶液湿片法

　　E. 10% 氢氧化钾溶液湿片法

11. 盆腔炎性疾病的后遗症**不包括**

　　A. 不孕　　　　　　　　　B. 异位妊娠　　　　　　　C. 慢性盆腔痛

　　D. 炎症反复发作　　　　　E. 子宫内膜异位症

12. 最常见的盆腔炎症是

　　A. 子宫肌炎　　　　　　　B. 子宫内膜炎　　　　　　C. 盆腔腹膜炎

　　D. 盆腔结缔组织炎　　　　E. 输卵管炎及输卵管卵巢炎

13. 关于前庭大腺炎,正确的是

    A. 多为双侧性
        B. 支原体是主要病原体

    C. 绝经后妇女多见
        D. 形成脓肿直径一般超过 5cm

    E. 脓肿形成并快速增大,患者疼痛剧烈

14. 容易并发非特异性外阴炎的疾病是

    A. 肺炎
        B. 高血压
        C. 糖尿病

    D. 心脏病
        E. 支气管炎

(二) A2 型题

1. 某女,28 岁,已婚,阴道分泌物增多伴外阴瘙痒 1 周,妇科检查见阴道后穹窿处有多量稀薄、泡沫状分泌物,阴道黏膜有多处散在红色斑点,宫颈光滑。该病人最可能患的疾病是

    A. 外阴阴道假丝酵母菌病
        B. 萎缩性阴道炎
        C. 细菌性阴道病

    D. 滴虫阴道炎
        E. 非特异性外阴炎

2. 某女,35 岁,因下肢骨折感染应用抗生素 12d,出现外阴瘙痒、阴道分泌物增多,既往有糖尿病史,该病人最可能患的疾病是

    A. 滴虫阴道炎
        B. 细菌性阴道病
        C. 萎缩性阴道炎

    D. 非特异性外阴炎
        E. 外阴阴道假丝酵母菌病

3. 某女,28 岁,妊娠 16 周初次产前检查时被诊断患有梅毒。护士回答该病人关于梅毒的问题,**错误**的是

    A. 最主要传播途径是性接触
        B. 可通过胎盘传给胎儿

    C. 首选青霉素治疗
        D. 妊娠早期治疗有可能避免胎儿感染

    E. 青霉素过敏者首选头孢菌素

4. 某女,38 岁,患盆腔炎性疾病,其对该疾病后遗症的认识**不正确**的是

    A. 可引起不孕、异位妊娠
        B. 常出现下腹部坠胀感

    C. 可导致盆腔炎性疾病反复发作
        D. 慢性盆腔痛的有效疗法是手术治疗

    E. 盆腔组织破坏、广泛粘连、增生及瘢痕形成

5. 某淋病初产妇,29 岁,足月顺产一活女婴,护士应为该女婴提供的护理措施是

    A. 严密的床边隔离
        B. 立即给予葡萄糖液口服

    C. 尽快使用 0.5% 红霉素眼膏
        D. 用碘伏擦洗新生儿

    E. 抽新生儿血清检测淋菌

6. 某女,36 岁,已婚,有盆腔炎性疾病病史。近 4d 高热伴下腹痛,妇科检查:子宫正常大小,左附件区触及 7cm×6cm 包块,压痛,静脉使用抗生素 72h 无效,腹胀明显,该病人进一步的处理是

    A. 物理治疗
        B. 中药活血化瘀治疗

    C. 继续抗生素治疗
        D. 阴道后穹窿切开引流

    E. 手术探查

7. 某护士到社区做盆腔炎性疾病预防的健康教育,**不正确**的是

    A. 及时治疗下生殖道感染
        B. 应及时、彻底治疗急性盆腔炎

    C. 做好经期、孕期和产褥期的卫生
        D. 宫腔操作选择在月经干净后 15d

    E. 注意性生活卫生,预防性传播疾病

(三) A3 型题

(1~3 题共用题干)

28 岁女病人,外阴瘙痒、阴道分泌物增多 1 周。妇科检查见阴道黏膜充血,阴道分泌物呈稀薄、泡沫状。

1. 该病人最可能患的疾病是

    A. 滴虫阴道炎
        B. 萎缩性阴道炎
        C. 细菌性阴道病

    D. 阿米巴阴道炎
        E. 外阴阴道假丝酵母菌病

2. 为明确诊断,最简便的方法是行

    A. 血常规   B. 尿常规   C. 阴道细胞学检查

    D. 悬滴法查滴虫   E. 阴道分泌物培养

3. 此病人首选的治疗方案是

    A. 选用广谱抗生素   B. 性伴侣无须常规治疗

    C. 选用小苏打冲洗阴道   D. 局部用药较全身用药好

    E. 选用抗厌氧菌药物,如甲硝唑

(4~6 题共用题干)

某女,26 岁,阴道分泌物增多伴外阴瘙痒 2 周,性交后加重。末次月经 3 周前,否认性病史和口服避孕药史。妇科查体:阴道黏膜无明显异常,阴道分泌物呈灰白色、稀薄、均匀一致,有鱼腥味。

4. 该患者最可能患的疾病是

    A. 滴虫阴道炎   B. 子宫颈炎症

    C. 细菌性阴道病   D. 萎缩性阴道炎

    E. 外阴阴道假丝酵母菌病

5. 实验室检查特点**不包括**

    A. 阴道分泌物 pH<4.5   B. 胺臭味试验阳性

    C. 可见线索细胞   D. 乳酸杆菌明显减少

    E. 阴道加德纳菌鉴定试验阳性

6. 该病人的最佳治疗方案是

    A. 甲硝唑洗剂外洗   B. 中药制剂外洗

    C. 克霉唑阴道栓外用   D. 外用乳酸菌

    E. 口服或阴道内应用硝基咪唑类药物

(7~8 题共用题干)

某女,24 岁,人工流产术后 5d,高热 3d,伴头痛,食欲减退入院。查体:体温 38.8℃,心率 100 次/min,血压 100/70mmHg,心肺无异常。妇科检查:阴道内大量脓性分泌物,宫颈充血,举痛明显,宫体略大,压痛明显,双附件区未及异常,白细胞总数 $16×10^9$/L,中性粒细胞比例 85%。

7. 此病人最可能的诊断是

    A. 急性败血症   B. 急性腹膜炎   C. 急性子宫颈炎

    D. 急性输卵管炎   E. 盆腔炎性疾病

8. 对该病人的处理**错误**的是

    A. 支持疗法   B. 血培养 + 药物敏感试验

    C. 坐浴每天 1 次   D. 宫颈分泌物 + 药物敏感试验

    E. 避免不必要的妇科检查

(9~10 共用题干)

某女,31 岁,妊娠 30 周发现外阴有散在的粉色小乳头状疣,诊断为妊娠合并尖锐湿疣。

9. 该患者最有效的治疗方法是

    A. 物理治疗   B. 手术治疗

    C. 干扰素软膏涂抹   D. 手术切除疣体,愈合后再局部药物治疗

    E. 80%~90% 三氯醋酸涂抹患处,每周 1 次

10. 该患者向护士咨询妊娠合并尖锐湿疣患者的分娩方式,**错误**的回答是

    A. 病灶巨大应行剖宫产术

    B. 妊娠合并尖锐湿疣不是剖宫产的指征

    C. 病灶广泛,经阴道分娩易引起大出血

    D. 病灶局限在外阴,切除病灶后经阴道分娩

    E. 剖宫产能够预防婴幼儿呼吸道乳头状瘤的发生

(四) A3/A4 型题

(1~3 题共用题干)

刘某,38 岁,阴道分泌物增多伴外阴瘙痒 8d。查体:外阴分泌物呈白色豆渣样,外阴黏膜充血并有皲裂,阴道黏膜充血。有糖尿病病史。

1. 刘某最可能患的疾病是

    A. 滴虫阴道炎   B. 细菌性阴道病   C. 萎缩性阴道炎

    D. 需氧菌性阴道炎   E. 外阴阴道假丝酵母菌病

2. 该病人阴道分泌物实验室检查最可能出现的结果是

    A. 阴道分泌物唾液酸苷酶阳性

    B. 阴道分泌物镜检可见到大量线索细胞

    C. 阴道分泌物生理盐水悬滴法查到滴虫

    D. 阴道分泌物湿片检查见真菌芽生孢子及假菌丝

    E. 阴道分泌物见大量白细胞及中毒颗粒

3. 若阴道分泌物未发现病原微生物,进一步的处理是

    A. 阴道分泌物滴虫培养   B. 阴道分泌物细菌培养   C. 阴道分泌物真菌培养

    D. 阴道分泌物酶学检查   E. 阴道脱落细胞学检查

(4~6 题共用题干)

某女,24 岁,曾有多个性伴侣,与一男性发生性行为后 36h 出现高热,可见宫颈口有脓液流出。

4. 该病人最可能感染了

    A. 支原体   B. 衣原体   C. 厌氧菌

    D. 立克次体   E. 淋病奈瑟菌

5. 首选的治疗药物是

    A. 阿奇霉素   B. 喹诺酮类   C. 头孢菌素

    D. 克林霉素   E. 第三代头孢菌素

6. 如该病人合并有衣原体感染,应加用

    A. 四环素   B. 庆大霉素   C. 克林霉素

    D. 阿奇霉素   E. 环丙沙星

三、简答题

1. 简述维持阴道微生态的因素。

2. 简述引起女性生殖系统炎症的病原体。

3. 简述女性生殖系统炎症的临床表现。

4. 简述性传播疾病的传播方式。

5. 简述慢性子宫颈炎的处理原则。

四、案例分析

1. 某女,32 岁,近 3 个月外阴部发现肿块,两天前出现疼痛、发热,体温 38℃,检查发现大阴唇后有一囊性肿物,直径约 5cm 大小,表面红、肿,触痛明显,有波动感。

请思考:

(1) 该病人最可能患了什么疾病?

(2) 该病人最恰当的处理措施是什么?

2. 某女,38 岁,已婚。阴道分泌物增多、外阴瘙痒 6d 就诊。查外阴黏膜充血并且有皲裂,阴道内分泌物呈白色豆渣样,擦除后露出红肿黏膜面。

请思考:

(1) 对该患者明确诊断最有价值的辅助检查方法是什么?

(2) 若阴道湿片法未发现病原微生物,进一步应如何处理?

(3) 该病人主要护理措施有哪些?

3. 某女,25岁,结婚半年。因停经2个月伴外阴烧灼样疼痛、白带多、尿频、尿痛3d就诊。妇科检查外阴部充血,阴道内大量脓性白带有臭味,挤压尿道口有脓性分泌物溢出,宫颈充血水肿,子宫妊娠2个月大小。

请思考:

(1) 该病人最可能患了什么疾病?

(2) 为明确诊断,首选的检查方法是什么?

(3) 该病人主要的护理措施有哪些?

参考答案

一、名词解释

1. 前庭大腺囊肿:因前庭大腺腺管开口部阻塞,分泌物积聚于腺腔而形成。

2. 复发性外阴阴道假丝酵母菌病:一年内有症状并经真菌学证实的外阴阴道假丝酵母菌病发作4次或以上,称为复发性外阴阴道假丝酵母菌病。

3. 梅毒:是由苍白密螺旋体引起的慢性全身性的性传播疾病。

4. 盆腔炎性疾病:指女性上生殖道的一组感染性疾病,主要包括子宫内膜炎、输卵管炎、输卵管卵巢脓肿、盆腔腹膜炎。

二、选择题

(一) A1 型题

1. E　2. E　3. C　4. B　5. A　6. C　7. B　8. B　9. D　10. B

11. E　12. E　13. E　14. C

(二) A2 型题

1. D　2. E　3. E　4. D　5. C　6. E　7. D

(三) A3 型题

1. A　2. D　3. E　4. E　5. A　6. C　7. B　8. C　9. D　10. E

(四) A3/A4 型题

1. E　2. D　3. C　4. E　5. E　6. D

三、简答题

1. 阴道微生态是由阴道微生物群、宿主的内分泌系统、阴道解剖结构及阴道局部免疫系统共同组成。在维持阴道微生态平衡的因素中,雌激素、阴道局部pH、乳杆菌和阴道黏膜免疫系统起重要作用。雌激素可使阴道鳞状上皮增厚,并增加糖原含量,糖原在乳杆菌的作用下转化为乳酸,维持阴道正常的酸性环境($pH \leqslant 4.5$,多在3.8~4.4)。此外,雌激素还可维持阴道黏膜免疫功能,尤其是T细胞功能。阴道的酸性环境有利于阴道乳杆菌的生长,却可以抑制其他病原体生长。正常情况下,阴道微生物群中以乳杆菌为优势菌,乳杆菌除了维持阴道的酸性环境外,还可分泌H_2O_2、细菌素及其他抗微生物因子,抑制或杀灭致病微生物,同时通过竞争排斥机制阻止致病微生物黏附于阴道上皮细胞,维持阴道微生态平衡。阴道黏膜免疫系统除具有黏膜屏障作用外,免疫细胞及其分泌的细胞因子还可发挥免疫调节作用,具有免疫功能的主要细胞类型是上皮细胞、间质成纤维细胞和淋巴细胞;阴道分泌物中的黏液包含多种免疫调节分子,包括细胞因子、化学因子、抗菌蛋白酶等,在防御阴道感染中起主要作用。若阴道微生态平衡被打破,则可能导致阴道感染的发生。

2.(1) 细菌。大多为化脓菌,如葡萄球菌、链球菌、大肠埃希菌、厌氧菌、变形杆菌、淋病奈瑟菌、结核杆菌等。

（2）原虫。以阴道毛滴虫最为多见,其次为阿米巴原虫。

（3）真菌。以假丝酵母菌为主。

（4）病毒。以疱疹病毒、人乳头瘤病毒为多见。

（5）螺旋体。多见苍白密螺旋体。

（6）衣原体。常见为沙眼衣原体,感染症状不明显,但常导致输卵管黏膜结构及功能的严重破坏,并引起盆腔广泛粘连。

（7）支原体。是正常阴道菌群的一种,在一定条件下可引起生殖道炎症,包括人型支原体、生殖支原体以及解脲支原体。

3.（1）阴道分泌物异常:若生殖道出现炎症,特别是阴道炎和宫颈炎时,白带量显著增多,有臭味,且性状亦有改变,称为病理性白带。

（2）外阴不适:外阴受到异常阴道分泌物刺激,常出现瘙痒、灼热或疼痛。外阴瘙痒常为阵发性发作,也可为持续性,通常夜间加重。瘙痒程度因不同疾病和不同个体而有明显差异。因长期搔抓,外阴可见抓痕、血痂或继发毛囊炎;由于外阴皮肤完整性受损,病人常感到局部灼热或疼痛。

（3）下腹不适:病人下腹不适的临床表现依据炎症侵及的部位、范围及程度不同而不同。常表现为急性或慢性下腹痛。急性下腹痛,起病急剧,疼痛剧烈,常伴有恶心、呕吐、出汗及发热等症状,盆腔炎性疾病、子宫内膜炎或输卵管卵巢脓肿病人常有急性下腹痛伴发热;慢性下腹痛,起病缓慢,多为隐痛或钝痛,病程长,慢性输卵管炎常有非周期性慢性下腹痛,盆腔炎性疾病常有月经期慢性下腹痛。

（4）不孕:阴道及宫颈管炎症不利于精子穿过;输卵管炎症狭窄或子宫内膜炎症,妨碍受精卵到达宫腔并顺利着床。

4.性传播疾病的传播方式包括以下6种:①性行为传播:性交是STD主要传播方式;②间接接触传播:接触污染的衣物、共用浴具等;③医源性传播:使用污染的医疗器械,可使STD交叉感染;④职业性传播:由于防护措施不严,医务人员或防疫人员工作时被污染的器械误伤而感染;⑤母儿传播:妊娠时可通过垂直传播(母婴传播)使胎儿感染;或分娩经产道传播,还可通过母乳传播,感染新生儿;⑥其他媒介:食用污染的食物、昆虫叮咬等也可导致STD的传播。

5.先筛查排除子宫颈鳞状上皮内病变和子宫颈癌,后针对不同病变采取不同的治疗方法。对持续性子宫颈管黏膜炎症者,需了解有无沙眼衣原体及淋病奈瑟菌的再次感染、性伴侣是否已进行治疗、阴道微生物群是否平衡,针对病因给予治疗。对病原体不明者,尚无有效治疗方法。对子宫颈糜烂样改变者,若为无症状的生理性柱状上皮异位,则无须处理。对子宫颈糜烂样改变、有接触性出血者且反复药物治疗无效者,可给予局部物理治疗,包括激光、冷冻、微波等方法,也可给予中药保妇康栓治疗或将其作为物理治疗前后的辅助治疗。子宫颈息肉可行息肉摘除术,并将息肉做病理检查。子宫颈肥大一般无须治疗。

四、案例分析

1.（1）前庭大腺脓肿。

（2）切开引流术并用抗生素控制感染。

2.（1）阴道分泌物湿片法检查真菌芽生孢子及假菌丝。

（2）阴道分泌物真菌培养。

（3）该病人的主要护理措施有:①健康指导。与病人讨论发病的因素及治疗原则,积极配合治疗;培养健康的卫生习惯,保持局部清洁;避免交叉感染。勤换内裤,用过的内裤、盆及毛巾均用开水烫洗。②用药护理。向病人说明用药的目的与方法,取得配合,按医嘱完成正规疗程。指导病人正确用药。需要阴道用药的病人应洗手后戴手套,用示指将药沿阴道后壁推进达阴道深部,为保证药物局部作用时间,宜在晚上睡前放置。为提高用药效果,可用2%~4%碳酸氢钠溶液坐浴或阴道冲洗后用药。③性伴侣治疗。对有症状男性应进行假丝酵母菌检查及治疗,预防女性重复感染。④若症状持续存在或诊断后2个月内复发者,需再次复诊。

3.（1）妊娠合并淋菌性外阴阴道炎及淋菌性尿道炎。

（2）宫颈管内分泌物涂片行革兰氏染色镜检及淋病奈瑟菌培养。

(3) 该病人主要的护理措施是:①嘱病人卧床休息,做好严密的床边隔离。将病人接触过的生活用品进行严格的消毒灭菌,污染的手需经消毒液浸泡消毒,防止交叉感染等。②指导病人按医嘱及时、足量、规范化用药。③治疗期间严禁性交。因为淋病病人有同时感染滴虫和梅毒的可能,所以同时监测阴道滴虫、梅毒血清反应。④产妇娩出的新生儿,应尽快使用 0.5% 红霉素眼膏,预防淋菌性眼炎,并预防用头孢曲松钠 25~50mg/kg(总剂量不超过 125mg),单次肌内注射或静脉注射,预防新生儿淋病。⑤指导病人随访,无并发症淋病治疗后无须随访,治疗后症状持续存在者,应行淋病奈瑟菌培养及药物敏感性试验。病人于治疗结束后 2 周内,在无性接触史情况下符合下列标准为治愈:临床症状和体征全部消失;治疗结束后 4~7d 取宫颈管分泌物作涂片及细菌培养,连续 3 次均为阴性,方能确定治愈。⑥尊重病人,给予其关心、安慰,解除病人求医的顾虑。向病人强调急性期及时、彻底治疗的重要性和必要性,解释抗生素治疗的作用和效果,以防疾病转为慢性,帮助病人树立治愈的信心。

(高玲玲)

第十五章　女性生殖内分泌疾病病人的护理

练习题

一、名词解释

1. 异常子宫出血

2. 原发性闭经

3. 继发性闭经

4. 痛经

5. 经前期综合征

6. 绝经综合征

7. 激素补充治疗

二、选择题

(一) A1 型题

1. 无排卵性异常子宫出血常见于

　　A. 育龄期女性　　　　　　B. 流产后女性　　　　　　C. 分娩后产妇

　　D. 不孕症女性　　　　　　E. 青春期女性

2. 关于无排卵性异常子宫出血病人主要的治疗方法,正确的是

　　A. 随访观察　　　　　　　B. 加强营养　　　　　　　C. 腹腔镜手术

　　D. 性激素治疗　　　　　　E. 诊断性刮宫

3. 无排卵性异常子宫出血的主要特点是

　　A. 阴道少量流血　　　　　B. 阴道大量流血　　　　　C. 不规则子宫出血

　　D. 绝经后出血　　　　　　E. 接触性出血

4. 关于绝经过渡期无排卵性异常子宫出血的治疗原则,**错误**的是

　　A. 止血　　　　　　　　　B. 促排卵　　　　　　　　C. 调整月经周期

　　D. 减少经量　　　　　　　E. 防止子宫内膜癌变

5. 确诊子宫内膜不规则脱落的可靠依据是

　　A. 基础体温双相型　　　　　　　　　B. 雌激素分泌过多

　　C. 宫颈黏液结晶检查呈椭圆体　　　　D. 宫颈黏液变稠无拉丝现象

　　E. 月经第 5~6d 子宫内膜仍有分泌反应

6. 为确诊卵巢排卵功能,行诊刮术的时间宜在
   A. 月经第 1~2d   B. 月经第 5~6d   C. 月经周期中间
   D. 月经来潮 6h 后   E. 月经来潮前 1~2d

7. 继发性闭经是指正常月经建立后,月经停止达到
   A. 2 个月   B. 3 个月   C. 4 个月
   D. 5 个月   E. 6 个月

8. 最常见的继发性闭经是
   A. 垂体性闭经   B. 卵巢性闭经   C. 子宫性闭经
   D. 下丘脑性闭经   E. 甲状腺功能异常引起的闭经

9. 剧烈运动后引起的闭经属于
   A. 原发性闭经   B. 垂体性闭经   C. 卵巢性闭经
   D. 子宫性闭经   E. 下丘脑性闭经

10. 因产后出血引起的闭经属于
    A. 原发性闭经   B. 下丘脑性闭经   C. 垂体性闭经
    D. 卵巢性闭经   E. 子宫性闭经

11. 关于原发性痛经**错误**的是
    A. 可口服避孕药缓解疼痛 B. 多发于年轻女性   C. 行经第 1d 疼痛最为剧烈
    D. 生殖器官无器质性病变 E. 生殖器官有器质性病变

12. 关于经前期综合征正确的是
    A. 表现为下腹疼痛   B. 多有生殖器官器质性病变 C. 月经来潮后症状明显加重
    D. 可用抗抑郁和抗焦虑剂治疗 E. 多发生于初潮后的几年内

13. 绝经综合征的近期表现**不包括**
    A. 月经紊乱   B. 骨质疏松   C. 血管舒缩症状
    D. 精神神经症状   E. 自主神经失调症状

（二）A2 型题

1. 某病人,女,30 岁。近 3 个月月经周期 28~30d,经期 8~12d,经量不定,应首先考虑为
   A. 正常月经   B. 黄体功能不全   C. 子宫内膜不规则脱落
   D. 子宫内膜慢性炎症   E. 无排卵性异常子宫出血

2. 某病人,女,48 岁,近 4 个月来月经周期 30~45d,经期 10~12d,经量多,妇科检查未见异常,诊断为无排卵性异常子宫出血,此种情况最佳的止血方法是
   A. 口服止血药   B. 口服雌激素   C. 口服雄激素
   D. 口服中草药   E. 进行诊断性刮宫

3. 某病人,女,31 岁,既往体健,月经正常。近 1 年经常变换工作地方,工作十分繁忙,现停经 6 个月,初步诊断为继发性闭经。导致该病人闭经最可能的原因是
   A. 下丘脑性   B. 子宫性   C. 卵巢性
   D. 垂体性   E. 其他因素

4. 某病人,女,51 岁,自述近半年来月经不规则,月经周期 45~90d,经期 2~3d,经量较以前减少,并自感阵发性潮热、出汗,偶有心悸、眩晕。妇科检查子宫稍小,其余正常。护士应向其提供的相关知识是
   A. 神经衰弱   B. 绝经综合征   C. 黄体功能不足
   D. 黄体萎缩不全   E. 排卵性异常子宫出血

（三）A3 型题

（1~3 题共用题干）

某病人,女,50 岁,近 1 年来月经紊乱,伴潮热,出汗 6 个月。病人 10d 前无明显诱因出现阴道出血,量

较多,现仍未停止。妇科检查:外阴阴道已婚已产型,宫颈光滑,子宫前位、大小正常,双附件未见异常。

1. 该妇女最可能发生了

A. 子宫内膜炎　　　　　　B. 子宫内膜癌　　　　　　C. 黄体功能不全

D. 子宫内膜不规则脱落　　E. 无排卵性异常子宫出血

2. 为进一步确诊,首先选用的辅助检查方法是

A. BBT　　　　　　　　　B. 分段诊刮　　　　　　　C. 阴道 B 超

D. 尿妊娠试验　　　　　　E. 性激素测定

3. 该病人目前应采取的主要治疗方法是

A. 口服雌激素　　　　　　B. 手术切除子宫　　　　　C. 随访观察

D. 放置宫内节育器　　　　E. 诊断性刮宫

(四) A4 型题

(1~3 题共用题干)

某病人,女,35 岁,2 年前分娩时出现产后大出血。产后至今闭经,近半年出现乏力,毛发脱落,记忆力减退等症状。辅助检查结果显示:孕激素试验阴性,雌孕激素序贯试验阳性。

1. 引起该病人闭经的原因是

A. 垂体性　　　　　　　　B. 子宫性　　　　　　　　C. 卵巢性

D. 下丘脑性　　　　　　　E. 肾上腺功能异常

2. 该病人的治疗方案为

A. 促排卵　　　　　　　　B. 雌激素治疗　　　　　　C. 孕激素治疗

D. 口服他莫昔芬　　　　　E. 雌孕激素序贯治疗

3. 下列对该病人口服性激素的健康教育中**错误**的是

A. 遵医嘱口服性激素　　　　　　　　B. 评估受益大于风险方可使用性激素

C. 服用性激素后应定期复查　　　　　D. 服用性激素后注意观察有无异常阴道出血

E. 如自觉乳房胀痛可自行停用性激素

三、简答题

1. 简述不同阶段无排卵性异常子宫出血的治疗要点。

2. 简述子宫内膜不规则脱落病人的临床表现和诊刮结果。

3. 简述使用性激素治疗无排卵性异常子宫出血时的注意事项。

4. 简述下丘脑性闭经的病因。

5. 简述原发性痛经的病因及诊疗配合要点。

6. 简述经前期综合征的临床表现及治疗要点。

7. 简述绝经综合征病人主要内分泌改变及临床表现。

8. 简述激素补充治疗的副作用及随访的注意事项。

四、案例分析

1. 小刘,女,14 岁,因初潮后月经不规则就诊。病人 12 岁初潮,平素月经不规则,周期 15~90d,经期 7~15d,经量中,无痛经,末次月经 2021 年 4 月 8 日,前 5d 经量较多,随后经量减少,淋漓不净,至今已行经 15d,仍有少量阴道出血。实验室检查:红细胞 $3.5×10^{12}$/L,血红蛋白 105g/L。直肠腹部诊:子宫体发育正常、质中、活动、无压痛;两侧附件未见异常。

请思考:

(1) 护士接诊病人后,还需要收集哪些资料?

(2) 引起该病人阴道出血的病因是什么?

(3) 病人目前主要的护理诊断 / 护理问题、处理原则和治疗方法是什么?

(4) 针对该病人的病情,护士要采取哪些主要的护理措施?

2. 刘女士,50 岁,近半年来自觉潮热、出汗加重。病人 1 年前无明显诱因出现月经周期延长为 45~90d,继而出现颈部、颜面部发热,随后出汗的症状,每日 3~5 次,未治疗。近半年来症状较前有所加重,每日可达 10 余次,今来就诊。月经史:11 岁初潮,周期 30~32d,经期 5~7d,经量中,无痛经。生育史:1-0-1-1,安全套避孕。既往无高血压、糖尿病等病史。妇科检查:外阴已婚已产型,宫颈有糜烂样改变,子宫前位、大小如常、质地软、活动度好、无压痛,双侧附件无异常。实验室检查:FSH 32U/L,E$_2$ 15pg/ml。

请思考:

(1) 病人可能患有何种疾病?

(2) 发生该疾病的主要原因是什么?

(3) 治疗原则是什么?

(4) 护士在对病人做健康教育时要注意什么?

3. 小胡,平素月经规律,周期 28~30d,经期 5~7d。近 2 个月来月经不规律,经期延长达 10~12d。盆腔检查:子宫前位,大小正常,活动度好,无压痛,附件未发现异常,既往无特殊病史。

请思考:

(1) 病人可能患有何种疾病?

(2) 治疗原则是什么?

(3) 病人目前主要的护理诊断有哪些?

(4) 护士应如何对病人进行健康指导?

4. 小吴,就读某市重点大学,3 个月前因对自己体重不满意,通过节食、大量运动等方式减重,体重 1 个月内下降 4kg,现已 3 个月未行经。月经史:11 岁初潮,周期 25~30d,经期 6~7d,经量中,无痛经。既往史:无特殊。体格检查和盆腔检查未见异常。

请思考:

(1) 病人发生闭经的可能原因是什么?

(2) 病人的治疗方法有哪些?

(3) 护士要如何对病人进行健康教育?

参考答案

一、名词解释

1. 异常子宫出血:是指与正常月经周期的频率、规律性、经期长度、经期出血量任何 1 项不符的,源自子宫腔的异常出血。

2. 原发性闭经:是指年龄超过 14 岁,第二性征未发育;或年龄超过 16 岁,第二性征已发育,月经还未来潮。

3. 继发性闭经:是指正常月经建立后,月经停止 6 个月,或按自身原有月经周期计算停止 3 个周期以上。

4. 痛经:是指行经前后或月经期出现的子宫痉挛性疼痛,可伴下腹坠痛、腰酸或合并头痛、乏力、头晕、恶心等其他不适,严重者可影响工作和生活质量。

5. 经前期综合征:是指黄体期周期性发生的影响妇女日常工作和生活、涉及躯体、精神及行为的综合征。月经来潮后,症状自然消失。

6. 绝经综合征:是指妇女绝经前后出现性激素波动或减少所致的一系列躯体及精神心理症状。

7. 激素补充治疗:是针对绝经相关健康问题而采取的一种医疗措施,可有效缓解绝经相关症状,并会对骨骼、心血管和神经系统产生长期的保护作用。

二、选择题

(一) A1 型题

1. E　　2. D　　3. C　　4. B　　5. E　　6. E　　7. E　　8. D　　9. E　　10. C

11. E　　12. D　　13. B

（二）A2 型题

1. C　　2. E　　3. A　　4. B

（三）A3 型题

1. E　　2. B　　3. E

（四）A4 型题

1. A　　2. E　　3. E

三、简答题

1. 青春期以止血、调整周期为主；生育期有生育要求需促排卵治疗；绝经过渡期以止血、调整周期、减少经量，防止子宫内膜病变为主。

2. 子宫内膜不规则脱落的病人表现为月经周期正常，经期延长，可达 9~10d，出血量可多可少。子宫内膜不规则脱落者在月经第 5~7d 诊刮，常表现为混合型子宫内膜，即残留的分泌期内膜与出血坏死组织及新增生的内膜混合共存。

3. 应遵医嘱使用性激素，注意：①指导病人按时、按量正确服用性激素，保持药物在血中的稳定水平，不得随意停服、漏服。②药物减量必须按医嘱规定在血止后才能开始，每 3d 减量一次，每次减量不得超过原剂量的 1/3，直至维持量，一般维持至血止后第 20d 及以上。③告知病人在治疗期间如出现不规则阴道出血应及时就诊。

4. 下丘脑性闭经指中枢神经系统及下丘脑各种功能和器质性疾病引起的闭经，以功能性原因为主。病因包括精神应激、体重下降和神经性厌食、运动性闭经、药物性闭经及颅咽管瘤。

5. 原发性痛经病因：主要与月经时子宫内膜前列腺素含量增高有关。病人可口服：①前列腺素合成酶抑制剂：该类药物通过抑制前列腺素合成酶的活性，减少前列腺素产生，防止过强子宫收缩和痉挛，从而减轻或消除痛经。常用药物有布洛芬、酮洛芬等，月经来潮即开始服用药物效果佳，连服 2~3d。②口服避孕药：适用于有避孕要求的痛经妇女。通过抑制排卵，抑制子宫内膜生长，降低前列腺素水平，缓解疼痛。

6. 经前期综合征主要症状有：①躯体症状：头痛、背痛、乳房胀痛、腹部胀满、便秘、肢体水肿、体重增加、运动协调功能减退；②精神症状：易怒、焦虑、抑郁、情绪不稳定、疲乏以及饮食、睡眠、性欲改变，而易怒是其主要症状；③行为改变：注意力不集中、工作效率低、记忆力减退、神经质、易激动等；治疗要点：以心理治疗、调整生活状态为主，药物治疗为辅。

7. 绝经前后最明显的变化是卵巢功能衰退，随后表现为下丘脑 - 垂体功能退化。内分泌变化包括：雌、孕激素水平下降，FSH、LH 水平升高，雄激素水平下降，抑制素、抗米勒管激素水平下降。临床表现包括：①近期症状：月经改变、潮热、出汗等血管舒缩症状、心悸、眩晕等自主神经失调症状、易怒、焦虑等精神神经症状；②远期症状：泌尿及生殖道萎缩症状、骨质疏松、阿尔茨海默病、心血管疾病等。

8. 性激素补充治疗时可能引起子宫异常出血，多为突破性出血，必须高度重视，查明原因，必要时行诊刮，排除子宫内膜病变。其他副作用包括：雌激素剂量过大可引起乳房胀痛、白带多、头痛、水肿、色素沉着等；孕激素的副作用包括抑郁、易怒、乳房痛和水肿，病人常不易耐受。长期激素替代治疗可增加病人子宫内膜癌、卵巢癌、乳腺癌的发病风险。

督促长期使用性激素者接受定期随访。开始激素补充治疗后 1 个月、3 个月、半年、1 年复诊，主要了解疗效和副作用，并根据情况调整用药。长期激素补充治疗者每年应复诊 1 次，可进行盆腔 B 超、血糖、血脂及肝肾功能检查、乳腺及妇科检查等。每 3~5 年骨密度测定一次，可根据病人情况，酌情调整检查频率。

四、案例分析

1.（1）护士还需收集病人以下资料：①病史，包括性生活史、个人史、家族史等。②辅助检查：尿妊娠试验或血 β-hCG 测定、血清性激素水平测定、基础体温测定、盆腔超声等。

（2）引起阴道出血的病因是：青春期无排卵性异常子宫出血病人的下丘脑 - 垂体 - 卵巢轴激素间的反馈调节尚未成熟，未建立稳定的周期性调节，大脑中枢对雌激素的正反馈作用存在缺陷，FSH 持续低水平，无促排卵性 LH 峰形成，而无排卵。

（3）主要的护理诊断／护理问题包括：①疲乏　与阴道出血所致贫血有关；②有感染的危险　与阴道出血，机体抵抗力下降有关。处理原则：首选性激素治疗，以止血、调整周期为主。治疗方法以口服孕激素为主。

（4）主要的护理措施包括：①观察阴道出血情况：嘱病人保留出血期间使用的会阴垫及内裤，以便更准确地估计出血量。出血量较多者，观察并记录病人的生命体征，督促其卧床休息，避免过度疲劳和剧烈活动；②遵医嘱使用性激素，不得随意停服、漏服；③预防感染：做好会阴部护理，保持局部清洁、卫生；④补充营养：补充铁剂、蛋白质、维生素 C 等。

2.（1）病人患有无排卵性异常子宫出血。

（2）病因：绝经过渡期因卵巢功能下降，卵泡数量极少，卵巢内剩余卵泡对垂体促性腺激素的反应低下，雌激素分泌量锐减，以致促性腺激素水平升高，FSH 常比 LH 更高，不形成排卵前期 LH 高峰，故不排卵。

（3）治疗原则：绝经过渡期以止血、调整周期、减少经量，防止子宫内膜病变为主。

（4）健康教育的注意事项：①补充营养；②观察出血情况，维持正常血容量；③预防感染；④遵医嘱正确使用性激素；⑤加强心理护理。

3.（1）病人可能患有子宫内膜不规则脱落。

（2）治疗原则是：促进黄体功能，使黄体及时萎缩，内膜按时完整脱落。可口服甲羟孕酮、天然微粒化孕酮或肌内注射黄体酮等孕激素，使黄体及时萎缩，内膜按时完整脱落，也可肌内注射绒毛膜促性腺激素。对于无生育要求者，可口服避孕药，调整周期。

（3）主要的护理诊断／护理问题包括：①疲乏　与子宫不规则出血导致的贫血有关。②有感染的危险与子宫不规则出血、出血量多导致贫血，机体抵抗力下降有关。

（4）健康指导：①补充营养；②观察出血情况；③预防感染；④遵医嘱正确使用性激素；⑤加强心理护理。

4.（1）病人发生闭经原因可能为：因突然体重下降导致的下丘脑性闭经。

（2）治疗方式包括：①补充营养，保持标准体重。②给予雌、孕激素序贯疗法。

（3）健康教育：①补充营养。②指导合理用药：说明性激素的作用、不良反应、剂量，具体用药方法、用药时间等，并监测用药效果。嘱病人严格遵医嘱用药，不随意更改药量，不得擅自停服、漏服。③加强心理护理。

（王艳红）

第十六章　妊娠滋养细胞疾病病人的护理

练习题

一、名词解释

1. 妊娠滋养细胞疾病

2. 葡萄胎

二、选择题

（一）A1 型题

1. 确诊葡萄胎后，首选处理措施是

  A. 清宫术   B. 放射治疗   C. 化学药物治疗

  D. 消炎治疗   E. 免疫治疗

2. 妊娠滋养细胞肿瘤的首选治疗方法是

  A. 切除子宫   B. 放射治疗   C. 化学药物治疗

  D. 消炎治疗   E. 免疫治疗

3. 妊娠滋养细胞肿瘤的主要转移途径是

    A. 种植转移   B. 淋巴转移   C. 血行转移

    D. 直接侵犯   E. 弥漫性播散

4. 妊娠滋养细胞肿瘤最常导致死亡的转移部位是

    A. 肺   B. 肝   C. 肾   D. 脑   E. 阴道

(二) A2 型题

1. 某女士,35 岁,曾流产 1 次,现有 1 女,葡萄胎排出后 11 周,今晨尿妊娠试验仍为阳性,护士应告知

    A. 试验有错误   B. 正常现象,嘱其不要紧张   C. 建议进一步检查

    D. 葡萄胎复发   E. 早孕

2. 某女士,28 岁,妊娠足月产有 1 女,因病切除子宫,病理检查,子宫肌壁内有水泡样组织,镜下见增生的滋养细胞,该病人最可能的诊断为

    A. 葡萄胎   B. 侵蚀性葡萄胎   C. 子宫腺肌病

    D. 子宫内膜异位症   E. 子宫内膜炎

3. 某病人,23 岁,停经 56d,近 1 周有不规则阴道流血,检查子宫底脐下二指,质软,hCG(+),B 超见密集雪片状亮点,最可能的诊断是

    A. 双胎   B. 羊水过多   C. 葡萄胎

    D. 妊娠合并子宫肌瘤   E. 流产

4. 某女,40 岁,近 1 年来,月经欠规律,进行性头痛 2 个月,突然偏瘫失语,抽搐,继之昏迷 3h;2 年前患过葡萄胎,近期曾有水泡状物排出。查子宫稍大,附件无异常。为迅速诊断应行

    A. 脑积液测定   B. 胸片 X 线   C. 尿 hCG 定性测定

    D. 诊断性刮宫   E. 宫腔镜检查

5. 某女士,32 岁,葡萄胎清宫术后,护士应该指导其避孕方法,**不推荐**的是

    A. 宫内节育器   B. 口服避孕药   C. 针剂避孕药

    D. 避孕套避孕   E. 皮下埋植法避孕

6. 某女士,28 岁,自述妊娠 3 个月,有早孕反应且逐渐加重前来就诊,通过检查确诊为葡萄胎,确诊后应选择的处理是

    A. 子宫切除术   B. 腹腔镜检查   C. 保肝治疗

    D. 刮宫术   E. 静脉补液

7. 某女,诊断为妊娠滋养细胞肿瘤,需进行化疗,护士告知其化疗前需要准确测量体重的原因是

    A. 精确计算输入量   B. 精确计算药物剂量   C. 精确计算病人饮食需要量

    D. 精确计算补液量   E. 确定化疗的疗效

8. 某女士,29 岁,葡萄胎清宫术后出院,健康教育及随访内容**错误**的是

    A. 必须监测 hCG   B. 观察有无咳嗽、咯血及阴道流血

    C. 做 X 线胸片检查   D. 做妇科检查

    E. 宜用宫内节育器避孕

9. 某女士,30 岁,因侵蚀性葡萄胎阴道转移破溃出血收入院,应该紧急采取的措施是

    A. 阴道填塞长纱条压迫止血   B. 静脉滴注止血药   C. 局部注射化疗药

    D. 进行全身化疗   E. 立即输血

10. 某女士,25 岁,停经 2 个月,不规则阴道少量流血 5d。检查:子宫如妊娠 3 个月,双侧附件有如拳头大小的囊性肿物。以"葡萄胎"收入院,病人忧心忡忡不知所措,针对病人的心理状态,护理重点应该是

    A. 帮助病人取舒适体位   B. 协助病人进行相关检查

    C. 介绍妊娠滋养细胞疾病的相关知识   D. 鼓励病人保持乐观的精神

    E. 保持病室安静整洁

11. 48 岁女性,家住偏远农村,因侵蚀性葡萄胎行子宫切除。见子宫肌壁间有水泡样物,镜下见滋养细胞增生活跃,下列处理正确的是

    A. 继续随访观察　　　　　　B. 放射治疗　　　　　　　　C. 化学药物治疗

    D. 消炎治疗　　　　　　　　E. 免疫治疗

12. 某女士,人工流产后 3 个月,阴道流血不止,血 hCG 水平持续升高,胸部摄片见散在棉花团影,并有咳嗽咯血症状,最可能出现的情况是

    A. 葡萄胎　　　　　　　　　B. 侵蚀性葡萄胎　　　　　　C. 绒毛膜癌

    D. 吸宫不全　　　　　　　　E. 早孕

13. 某女士,28 岁,1 年前自然流产 1 次。近 2 个月不规则阴道流血。妇科检查:子宫略饱满,两侧附件(−),尿 hCG 阳性。B 型超声检查提示:子宫后壁 1.5cm 占位性病变。可能的疾病为

    A. 先兆流产　　　　　　　　B. 葡萄胎　　　　　　　　　C. 绒毛膜癌

    D. 妊娠合并卵巢囊肿　　　　E. 妊娠合并双侧附件炎

14. 某妇女,人工流产及上环后,阴道流血 1 个月以上,取环后仍阴道流血至今 3 个月未净,近 10d 来咳嗽,痰中带血丝,查子宫稍大,质软,右上肺摄片有 3cm 直径球形阴影,hCG 23 100IU/L,最可能的临床诊断是

    A. 完全流产并肺结核　　　　B. 侵蚀性葡萄胎并肺转移　　C. 绒癌肺转移

    D. 子宫内膜炎并肺部感染　　E. 早孕并肺部感染

15. 某绒毛膜癌病人,在进行化学药物治疗的第二个周期出现口腔溃疡,以下**错误**的护理指导是

    A. 应保持口腔清洁,用软毛刷刷牙　　　　　　B. 避免刺激性食物

    C. 口腔溃疡可喷地卡因溶液以减轻疼痛　　　　D. 嘱病人少做咽部活动,减少疼痛

    E. 进食温凉的流食或软食,少食多餐

16. 张女士,50 岁。绒毛膜癌术后 3 个月,在化学药物治疗过程中,出现脱发现象,护士应

    A. 立即报告医生处理　　　　B. 向病人解释停药后会消失　　C. 减少化学药物剂量

    D. 减慢输液速度　　　　　　E. 停止化学药物治疗

17. 王女士,进行动脉灌注化疗后,术后护士为其提供的护理措施**错误**的是

    A. 观察穿刺点有无渗血　　　B. 沙袋压迫穿刺部位 4h　　　C. 穿刺肢体制动 8h

    D. 卧床休息 24h　　　　　　E. 渗血者及时更换敷料

18. 张女士,在化疗第 2 个周期时,出现血管条索状红、肿、痛,护士选择对侧血管进行输液,以下为保护血管所采用的护理措施,**错误**的是

    A. 从血管远端开始有计划穿刺　　　　　　　B. 先注入少量生理盐水,确保针头在静脉内

    C. 发现外渗立即停止滴入并给予热敷　　　　D. 化疗结束用生理盐水冲管

    E. 建议使用 PICC 给药

19. 某女士,32 岁,因诊断为葡萄胎收入院。当天进行刮宫术,吸出多量水泡样组织。7d 后行第 2 次刮宫术,术后尿 hCG 阴性,病人出院后护士应该告知其复查的时间是

    A. 1 周后　　　　　　　　　B. 1 个月后　　　　　　　　C. 3 个月后

    D. 6 个月后　　　　　　　　E. 1 年后

20. 31 岁女性,葡萄胎第 2 次刮宫术后 2 个月,阴道不规则流血持续存在,尿 hCG(+)。B 超检查发现子宫肌层呈蜂窝样改变,诊断为侵蚀性葡萄胎。病人询问疾病相关信息,护理人员作出的解释正确的是

    A. 葡萄胎刮宫术后 1 年以上发生恶变者为侵蚀性葡萄胎

    B. 该病可发生在流产、异位妊娠或葡萄胎后

    C. 葡萄胎刮宫术后 8 周,尿 hCG 仍为阳性者即可确诊为侵蚀性葡萄胎

    D. 转移灶见绒毛阴影,则应该诊断为绒毛膜癌

    E. 化学药物治疗对该病有效

（三）A3 型题

（1~3 题共用题干）

某女，42 岁，3 个月前因葡萄胎行清宫术，随访 hCG 持续阳性，偶有咳嗽、咯血。

1. 目前最可能出现的情况是
　　A. 宫外孕　　　　　　　　　　B. 黄素囊肿　　　　　　　　C. 宫内妊娠
　　D. 葡萄胎　　　　　　　　　　E. 妊娠滋养细胞肿瘤

2. 为鉴别诊断绒毛膜癌和侵蚀性葡萄胎，应选择的方法是
　　A. 血 hCG 测定　　　　　　　B. 分段诊刮　　　　　　　　C. 组织学病理检查
　　D. 子宫输卵管碘油造影术　　E. B 型超声波

3. 若确诊为侵蚀性葡萄胎，则针对病人首先考虑的处理措施是
　　A. 联合化疗　　　　　　　　　B. 手术治疗　　　　　　　　C. 化学药物治疗
　　D. 继续随访观察　　　　　　　E. 切除子宫

（4~5 题共用题干）

某女，27 岁，停经 3 个月，阴道不规则流血 10 余天，量时多时少，无腹痛，查体：轻度贫血貌，宫底脐下 1 横指，未触及胎体，未闻及胎心。

4. 最可能的诊断是
　　A. 双胎妊娠　　　B. 先兆流产　　　C. 葡萄胎　　　D. 羊水过多　　　E. 前置胎盘

5. 如需鉴别诊断，首选的辅助检查是
　　A. 血 hCG 测定　　　　　　　B. 组织学检查　　　　　　　C. B 型超声
　　D. 分段诊刮　　　　　　　　　E. X 线检查

（四）A4 型题

（1~3 题共用题干）

某女，33 岁，葡萄胎第二次清宫术后 2 个月，阴道不规则流血持续存在，尿 hCG 阳性。

1. 为确诊首要的检查项目是
　　A. 尿 hCG 定量检查　　　　　B. 盆腔检查　　　　　　　　C. B 型超声
　　D. X 线胸片　　　　　　　　　E. 诊断性刮宫

2. 如 B 超检查发现子宫肌呈蜂窝样改变，连续测定血 β-hCG 量，呈上升曲线，应考虑为
　　A. 侵蚀性葡萄胎　　　　　　　B. 绒毛膜癌　　　　　　　　C. 持续性葡萄胎
　　D. 胎盘部位滋养细胞肿瘤　　E. 子宫内膜癌

3. 若 B 超显示子宫无异常，连续测定血 β-hCG 量，呈下降曲线，正确的处理是
　　A. 子宫切除　　　　　　　　　B. 定期随访　　　　　　　　C. 化学药物治疗
　　D. X 线胸片　　　　　　　　　E. 可视为治愈

三、简答题

1. 简述妊娠滋养细胞肿瘤患者肺转移病人的护理要点。

2. 简述妊娠滋养细胞肿瘤患者阴道转移病人的护理要点。

3. 简述葡萄胎病人清宫术后随访的主要内容。

四、案例分析

1. 刘女士，23 岁，停经 86d，近 1 周有不规则阴道出血。检查子宫底位于脐耻之间，质软，hCG 阳性，超声见密集雪片状亮点。

请思考：

（1）该病人最可能的临床诊断是什么？

（2）针对该疾病的主要治疗原则有哪些？

（3）针对该病人的护理要点有哪些？

2. 李女士,28岁,葡萄胎清宫术后6个月,现停经2个月,阴道不规则流血10d,咳嗽、痰中带有血丝1周,经抗感染治疗不见好转。检查子宫增大、变软,尿β-hCG阳性,B超显示子宫腔未见胚囊,肺部X线检查有棉球状阴影。

请思考:

(1) 该病人最可能的诊断是什么?

(2) 诊断该病人主要治疗原则是什么?

(3) 针对该病人的护理要点有哪些?

参考答案

一、名词解释

1. 妊娠滋养细胞疾病:是一组来源于胎盘绒毛滋养细胞的疾病。

2. 葡萄胎:妊娠后胎盘绒毛滋养细胞增生、间质水肿变性,形成大小不一的水泡,水泡间借蒂相连成串形如葡萄,称为葡萄胎。

二、选择题

(一) A1 型题

1. A   2. C   3. C   4. D

(二) A2 型题

1. C   2. B   3. C   4. C   5. A   6. D   7. B   8. E   9. A   10. C

11. C   12. C   13. C   14. C   15. D   16. B   17. B   18. C   19. A   20. E

(三) A3 型题

1. E   2. C   3. C   4. C   5. C

(四) A4 型题

1. C   2. A   3. B

三、简答题

1. ①卧床休息,有呼吸困难者给予半卧位并吸氧;②按医嘱给予镇静剂及化疗药物;③大量咯血时应立即让病人取头低患侧卧位并保持呼吸道的通畅,轻击背部,排出积血。同时迅速通知医生,配合医生进行止血抗休克治疗。

2. ①禁止做不必要的检查和窥阴器检查,尽量卧床休息,密切观察阴道有无破溃出血;②配血备用,准备好各种抢救器械和物品;③若发生溃破大出血时,应立即通知医生并配合抢救。用长纱条填塞阴道压迫止血。保持外阴清洁,严密观察阴道出血情况及生命体征,同时观察有无感染及休克。填塞的纱条必须于24~48h内取出,取出时必须做好输液、输血及抢救的准备。若出血未止可用无菌纱条重新填塞,记录取出和再填入纱条数量,给予输血、输液。按医嘱用抗生素预防感染。

3. 葡萄胎病人清宫后随访内容包括:①血清 hCG 定量测定,葡萄胎清宫后,每周随访一次,直至连续3次阴性,以后每个月一次共6个月,然后再2个月一次共6个月,自第一次阴性后共计1年;②询问病史,应注意月经是否规则,有无阴道异常流血,有无咳嗽、咯血及其他转移灶症状;③妇科检查,必要时行盆腔B型超声、胸部X线摄片或CT检查等。

四、案例分析

1. (1) 葡萄胎。

(2) 清宫术。

(3) ①观察出血情况,准确估计出血量,若有组织物排除及时送病理检查;观察生命体征的变化,及时做好输血、输液准备;出现病情变化及时报告医生;指导进高蛋白、高维生素、易消化饮食。②多与病人沟通,减轻病人焦虑,向其解答疾病相关知识。③预防感染,保持室内空气清新,保持外阴清洁,定时测量体温,必要时遵医嘱使用抗生素;若行预防性化疗应注意防止交叉感染。

2. (1) 侵蚀性葡萄胎。

(2) 化疗为主,手术为辅。

(3) 鼓励病人进食,给予高蛋白、高维生素、低脂肪饮食,必要时应用镇静剂及静脉补液,定时测体重。并注意观察化疗的毒副反应,包括:①大便次数、性质及量;②血象变化。③注意观察肝、肾、心、肺的功能变化,若有异常及时报告医生。④有皮肤色素沉着及脱发时,向病人解释停药后可逐渐恢复,若出现皮疹应积极治疗,防止剥脱性皮炎的发生。

(朱 秀)

第十七章 腹部手术病人的护理

练习题

一、名词解释

1. 子宫颈上皮内瘤变

2. 黏膜下肌瘤

3. 多模式镇痛

4. 库肯勃瘤

5. 卵巢巧克力囊肿

6. 子宫内膜异位症

二、选择题

(一) A1 型题

1. 腹部手术病人术后常见并发症,**除外**

    A. 腹胀   B. 尿潴留   C. 切口血肿、感染

    D. 下肢深静脉血栓   E. 压力性损伤

2. 子宫颈癌最主要的发病因素是

    A. 早婚、早育   B. 多个性伴侣   C. 宫颈慢性炎症

    D. 与高危男子性接触   E. 高危型 HPV 的持续感染

3. 子宫颈癌典型的早期临床表现是

    A. 阴道分泌物增多   B. 接触性阴道出血   C. 下腹部肿块

    D. 经量增多、经期延长   E. 持续性腰骶部或坐骨神经痛

4. 子宫颈癌的好发部位是

    A. 宫颈阴道部的鳞状上皮   B. 宫颈管柱状上皮   C. 移行带区

    D. 宫颈内口与宫颈管交界处   E. 宫颈管与宫颈外口交界处

5. 与子宫颈癌及其癌前病变发病相关的高危型 HPV 中,最常见的两种类型是

    A. HPV16、18   B. HPV31、33   C. HPV35、39

    D. HPV51、52   E. HPV56、58

6. 目前用于普查子宫颈癌最常用的方法是

    A. 碘试验   B. 阴道镜检查   C. 子宫颈活体组织检查

    D. 子宫颈刮片细胞学检查   E. 窥阴器检查

7. 确诊子宫颈癌的最主要依据是

    A. 子宫颈刮片细胞学检查   B. 双合诊和窥阴器检查   C. 阴道镜检查

    D. 子宫颈活体组织检查   E. B 型超声检查

8. 根据国际妇产科联盟对子宫颈癌的分期标准:癌灶扩散盆壁和 / 或累及阴道下 1/3,导致有肾盂积水或无肾功能者。属于子宫颈癌临床分期的

    A. ⅠA 期   B. ⅠB 期   C. Ⅱ期

    D. Ⅲ期   E. Ⅳ期

9. 有关宫颈癌的筛查,以下说法**错误**的是

    A. 通过筛查和对癌前病变及时有效的治疗可以预防大部分宫颈癌

    B. 年轻女性特别是青春期女孩不推荐 HPV 检测作为筛查方法

    C. 30~65 岁的妇女应进行宫颈癌及其癌前病变的筛查

    D. 宫颈细胞学检查是宫颈癌筛查的基本方法

    E. 宫颈细胞学检查联合 HPV 检测均为阴性,之后需每年筛查一次

10. 宫颈鳞状上皮内病变治疗要点**错误**的是

    A. 若细胞学检查为 LSIL 及以下病变,可仅观察随访

    B. HSIL 可发展成浸润癌,需要治疗

    C. 阴道镜检查充分者可用物理治疗或子宫颈锥切术

    D. 无论阴道镜检查充分与否均应行子宫颈锥切术

    E. 经子宫颈锥切确诊、年龄较大、无生育要求的 HSIL 可行全子宫切除术

11. 绝经后子宫内膜癌最典型的临床症状是

    A. 月经量过多   B. 绝经后阴道流血   C. 接触性出血

    D. 下腹部剧烈疼痛   E. 血性白带

12. 与子宫内膜癌发病相关因素,**除外**

    A. 性生活紊乱   B. 高血压、糖尿病、肥胖   C. 雌激素持续性刺激

    D. 绝经延迟   E. 未婚、少育、未育

13. 目前早期诊断子宫内膜癌最常用且最有价值的诊断方法是

    A. 阴道镜   B. 宫腔镜   C. 宫腔分泌物细胞学检查

    D. 分段诊断性刮宫   E. B 型超声检查

14. 镜检下子宫内膜癌最常见的病理类型是

    A. 腺癌伴鳞状上皮分化   B. 浆液性腺癌   C. 黏液性癌

    D. 内膜样腺癌   E. 透明细胞癌

15. 下列对子宫内膜癌有一定治疗作用的激素是

    A. 雌激素   B. 孕激素   C. 雄激素

    D. 甲状腺素   E. 肾上腺皮质激素

16. 有关子宫内膜癌的防治措施,**错误**的是

    A. 中年妇女定期妇科检查

    B. 绝经后阴道不规则出血者及时就诊

    C. Lynch 综合征女性应进行子宫内膜癌筛查

    D. 绝经后的妇女应长期口服雌激素,以提高生存质量

    E. 积极控制肥胖,治疗高血压、糖尿病

17. 女性生殖系统最常见的良性肿瘤是

    A. 畸胎瘤   B. 子宫肌瘤   C. 卵巢纤维瘤

    D. 卵巢浆液性囊腺瘤   E. 卵巢黏液性囊腺瘤

18. 与子宫肌瘤发病可能的相关因素是

    A. 早婚、早育   B. 高血压、肥胖   C. 雌激素持续性刺激

    D. 不良饮食习惯   E. 性生活紊乱

19. 最常见的子宫肌瘤是

    A. 阔韧带肌瘤   B. 浆膜下肌瘤   C. 黏膜下肌瘤

    D. 肌壁间肌瘤   E. 宫颈肌瘤

20. 黏膜下子宫肌瘤的最常见临床表现是

    A. 月经量多,经期延长   B. 尿频、尿急   C. 白带增多

    D. 腹部肿块   E. 腰酸、下腹坠胀

21. 子宫肌瘤压迫输卵管或使宫腔变形,可导致

    A. 阴道排液量增多   B. 下腹部包块   C. 不孕或流产

    D. 下腹坠痛   E. 继发性贫血

22. 最常见的肌瘤变性是

    A. 玻璃样变   B. 囊性变   C. 红色变性

    D. 肉瘤样变   E. 钙化

23. 常发生于妊娠期和产褥期的肌瘤变性是

    A. 玻璃样变   B. 囊性变   C. 红色变性

    D. 肉瘤样变   E. 钙化

24. 卵巢肿瘤最常见的病理类型是

    A. 卵巢生殖细胞肿瘤   B. 卵巢上皮性肿瘤   C. 卵巢性索间质肿瘤

    D. 卵巢转移性肿瘤   E. 卵巢纤维瘤

25. 下列具有分泌雌激素功能的卵巢肿瘤是

    A. 颗粒细胞瘤   B. 无性细胞瘤   C. 卵黄囊瘤

    D. 畸胎瘤   E. 纤维瘤

26. 下列**不属于**卵巢生殖细胞肿瘤的是

    A. 卵黄囊瘤   B. 成熟畸胎瘤   C. 库肯勃瘤

    D. 无性细胞瘤   E. 未成熟畸胎瘤

27. 对卵黄囊瘤有特异性诊断价值的肿瘤标志物是

    A. 血清 HE4   B. 血清 AFP   C. 血清 hCG

    D. 血清 CA125   E. 血清 CA199

28. 子宫内膜异位症最典型的症状是

    A. 月经量增多   B. 肛门坠胀   C. 性交痛

    D. 不孕   E. 继发性进行性痛经

29. 与子宫腺肌病发病的相关因素,**除外**

    A. 多次妊娠   B. 多次分娩   C. 慢性子宫内膜炎

    D. 人工流产   E. 未婚、少育

(二) A2 型题

1. 林女士,32 岁,因月经量增多、经期延长半年,确诊为子宫肌瘤,住院准备接受手术治疗。术前一日,护士为她做准备的内容**不包括**

    A. 腹部备皮   B. 药物敏感试验   C. 按医嘱给镇静药

    D. 留置尿管   E. 评估机体状况

2. 刘女士,64 岁,高血压病史十余年,因子宫内膜癌在全麻下行腹腔镜下全子宫切除 + 双附件切除术 + 盆腔淋巴结清扫术。有关术后下肢深静脉血栓并发症的防治,以下措施**错误**的是

    A. 嘱患者早期下床活动

    B. 围术期进行下肢深静脉血栓风险评估

    C. 术后指导高危患者穿着医用弹力梯度袜

D. 遵医嘱手术 12h 后皮下注射低分子肝素钙

E. 出现下肢深静脉血栓的患者,嘱家属按摩患侧肢体

3. 朱女士,49 岁,因"多发性子宫肌瘤"入院,准备经腹行全子宫切除术。术前护士为她进行阴道冲洗,最主要的目的是

    A. 治疗阴道炎症

    B. 治疗宫颈炎症

    C. 预防术后尿路感染

    D. 保持会阴清洁,避免阴道分泌物刺激

    E. 保持宫颈、阴道清洁,防止细菌或病原体逆行进入盆腔

4. 患者,女,52 岁,子宫多发肌瘤,在全麻下行腹腔镜下全子宫切除术,术后护理措施**不恰当**的是

    A. 术后严密观察并记录生命体征   B. 鼓励患者早期下床活动

    C. 为防止伤口出血,嘱患者术后少翻身   D. 术后次日晨取半卧位

    E. 保持导尿管通畅,观察并记录尿量、颜色和性状

5. 李女士,38 岁,近 2 周出现性生活后阴道点滴出血。妇科检查:子宫颈糜烂样改变,有接触性出血,子宫正常大小,两侧附件阴性。子宫颈刮片细胞学检查为 HSIL,其结果提示

    A. 正常   B. 轻度炎症   C. 重度炎症

    D. 癌前病变   E. 浸润癌

6. 患者,女,46 岁,平素月经规律,无痛经,近 2 个月有接触性出血。妇科检查:子宫颈菜花样赘生物,触之易出血,该患者最可能的诊断是

    A. 子宫颈癌   B. 子宫黏膜下肌瘤   C. 子宫内膜癌

    D. 子宫颈息肉   E. 子宫腺肌症

7. 李女士,46 岁,因白带增多半年,性交后出血 1 周就医。妇科检查:宫颈糜烂样改变,子宫正常大小,两侧附件阴性。为明确诊断,首选的检查方法是

    A. 宫颈刮片细胞学检查   B. 阴道镜检查   C. 宫腔镜检查

    D. B 型超声检查   E. 宫颈活体组织检查

8. 患者,女,43 岁,妇科检查发现宫颈肥大,质地硬,有表浅溃疡,整个宫颈段膨大如桶状,考虑宫颈癌的类型是

    A. 外生型   B. 内生型   C. 溃疡型

    D. 颈管型   E. 增生型

9. 护士小王在社区进行有关宫颈癌筛查及防治的知识讲座,其中**不妥**的是

    A. 宫颈癌被认为是可预防的癌症

    B. HPV 疫苗可从源头控制宫颈癌的发生

    C. 30~65 岁的妇女应常规进行宫颈癌的筛查

    D. 宫颈上皮内瘤变是宫颈癌癌前病变,一旦发现均需治疗

    E. 无高危因素妇女,细胞学及 HPV 检测均阴性,筛查间隔可为 5 年

10. 患者,女,39 岁,近两年出现月经量增多,周期缩短,无痛经。妇科检查:子宫增大约孕 3 个月大小,质硬,凹凸不平,最可能的诊断是

    A. 子宫内膜癌   B. 子宫颈癌   C. 子宫肌瘤

    D. 功能失调性子宫出血   E. 子宫内膜异位症

11. 患者,女,32 岁,两年前因不孕体检发现子宫肌瘤,现产后 6d,急性腹痛伴恶心呕吐、发热 1d,腹部包块增大达脐部伴压痛,最可能的诊断是

    A. 子宫肌瘤红色变性   B. 子宫肌瘤玻璃样变   C. 子宫肌瘤囊性变

    D. 肉瘤样变   E. 产褥期感染

12. 林女士,已婚,35岁,是一位浆膜下肌瘤病人,她最明显的临床症状是
    A. 阴道排液量增多　　　　B. 下腹坠痛　　　　C. 经期延长
    D. 下腹部包块　　　　　　E. 经量增多

13. 患者,女,56岁,绝经3年余,近两个月出现阴道不规则出血,并伴有阴道排液增多,建议此患者首选
    A. 阴道分泌物悬滴检查　　B. 子宫颈活组织检查　　C. 阴道侧壁涂片
    D. 宫颈细胞学检查　　　　E. 分段诊断性刮宫

14. 王女士,58岁,因绝经后8年出现不规则阴道流血,初步诊断为早期子宫内膜癌。入院后首选的治疗方法是
    A. 化疗　　　　　　　　　B. 手术治疗　　　　C. 放射治疗
    D. 内分泌药物治疗　　　　E. 免疫治疗

15. 一位60岁妇女,停经10年后发生阴道流血。妇科检查:宫颈表面光滑,子宫稍大、质地柔软,两侧附件阴性。首要考虑的临床诊断是
    A. 老年性阴道炎　　　　　B. 子宫肌瘤　　　　C. 子宫内膜癌
    D. 宫颈癌　　　　　　　　E. 卵巢癌

16. 病人58岁,绝经8年,近3个月来出现少量不规则阴道流血,来医院检查后,确诊为子宫内膜癌。下列**不属于**该病特点的是
    A. 多数生长比较缓慢　　　　　　　B. 淋巴转移为主要途径
    C. 绝经后妇女多见　　　　　　　　D. 疼痛症状出现较早
    E. 晚期可有血行转移

17. 护士在某社区进行健康教育活动,在涉及子宫内膜癌的内容中,**不正确**的是
    A. 多见于绝经后妇女　　　　　　　B. 突出的症状是不规则阴道流血
    C. 最有效的诊断方法是分段诊断性刮宫　　D. 晚期病人使用大剂量雌激素治疗有效
    E. 晚期病人用黄体酮治疗有一定效果

18. 患者,女,62岁,自诉近一个月来常感下腹部胀痛,妇科检查可扪及下腹一实性包块,表面不平,与周围组织有粘连,并伴有消瘦、贫血、水肿。最可能的诊断为
    A. 子宫肌瘤　　　　　　　B. 子宫内膜癌　　　　C. 卵巢恶性肿瘤
    D. 卵巢良性肿瘤　　　　　E. 子宫内膜异位症

19. 患者,女,26岁,无意间扪及左下腹肿块,今晨排便后突然发生左下腹持续性疼痛,继而肿块增大、拒按,应考虑为
    A. 急性盆腔炎　　　　　　B. 卵巢肿瘤破裂　　　　C. 卵巢囊肿感染
    D. 子宫肌瘤变性　　　　　E. 卵巢囊肿蒂扭转

20. 患者,女,20岁,未婚,B超检查发现左附件区7cm×6cm×5cm囊实混合性肿瘤,妇科检查:表面光滑,活动好。最可能的诊断是
    A. 卵巢子宫内膜异位囊肿　B. 卵巢良性囊性畸胎瘤　　C. 卵巢黏液性囊腺瘤
    D. 卵泡膜细胞瘤　　　　　E. 卵黄囊瘤

21. 某老师在给学生讲解有关卵巢肿瘤的内容,指出下列**不正确**的描述是
    A. 是女性生殖器常见的恶性肿瘤之一　　B. 有的肿瘤可以伴有腹水及胸水
    C. 与消化道肿瘤无关　　　　　　　　D. 实质性肿瘤多为恶性
    E. 一旦确诊应及时手术切除

22. 患者,女,34岁,月经周期规律,经量多,伴有重度痛经。结婚10年至今未孕。妇科检查:子宫略增大,后倾固定,血CA125升高。最可能的诊断为
    A. 子宫内膜异位症　　　　B. 盆腔炎　　　　C. 功能性出血
    D. 子宫内膜癌　　　　　　E. 子宫内膜炎

23. 护士小张对子宫内膜异位症的患者进行健康宣教,以下内容**不妥**的是

    A. 月经期注意休息,避免吃生冷的食物

    B. 尽量避免多次宫腔手术操作

    C. 已属婚龄妇女及时婚育,并鼓励母乳喂养

    D. 接受手术治疗并有妊娠意愿的患者,鼓励术后尽早妊娠

    E. 需避孕的患者,推荐使用宫内节育器,避免药物避孕

(三) A3 型题

(1~3 题共用题干)

李女士,32 岁,已婚,G_0P_0,近 2 年出现月经量增多、经期延长,下腹部坠胀感。妇科检查:宫颈糜烂样改变,子宫孕 4 个月大小,表面结节感,活动,无明显压痛。患者呈贫血貌,血常规:血红蛋白 79g/L,被诊断为子宫肌瘤。

1. 该病人出现月经量增多、经期延长症状,最密切相关的因素应该是子宫肌瘤的

    A. 大小   B. 数目   C. 生长的部位

    D. 变性   E. 合并感染

2. 诊断该疾病首选的辅助检查是

    A. 宫腔镜检查   B. 腹腔镜检查   C. 阴道镜检查

    D. B 型超声检查   E. 阴道清洁度检查

3. 该患者的最佳治疗方案是

    A. 随访观察   B. 药物治疗

    C. 子宫肌瘤切除术   D. 全子宫切除术

    E. 全子宫 + 双附件切除术

(4~6 题共用题干)

朱某,50 岁,平素月经规律,14 岁初潮,5/30d,量中,轻度痛经。病人 15d 前出现同房后阴道流血,量少。妇科检查见宫颈 3 点处外突菜花样肿块,直径 1cm,触之出血,双附件(−)。

4. 该病人最可能的临床诊断是

    A. 子宫肌瘤   B. 子宫颈癌   C. 子宫内膜癌

    D. 子宫内膜异位症   E. 卵巢恶性肿瘤

5. 确诊该临床诊断的最可靠方法是

    A. B 型超声检查   B. 分段诊断性刮宫

    C. 子宫颈细胞学检查   D. 子宫颈活组织检查

    E. 宫腔镜检查

6. 当患者需要接受手术治疗时,护士为其进行术前指导**不恰当**的是

    A. 通俗易懂的语言耐心解答病人的提问

    B. 指导深呼吸、咳嗽、翻身和肢体运动技巧

    C. 让病人及家属理解术后尽早下床活动的好处

    D. 根据病人营养状况和膳食习惯指导术前饮食

    E. 告知术后留置尿管 24~48h 即可拔除

(7~11 题共用题干)

60 岁妇女,绝经 8 年出现不规则阴道流血 2 个月。妇科检查:宫颈表面光滑,阴道黏膜菲薄,子宫体稍大、软,活动;双附件(−)。

7. 最可能的临床诊断是

    A. 子宫肌瘤   B. 宫颈癌   C. 子宫内膜癌

    D. 老年性阴道炎   E. 颗粒细胞瘤

8. 最支持该诊断的理由是

    A. 60 岁妇女   B. 绝经后出现不规则阴道流血   C. 子宫体增大

    D. 阴道黏膜菲薄   E. 宫颈表面光滑

9. 为进一步确诊,首要做的检查项目是

    A. 宫颈刮片检查   B. 宫颈活体组织检查   C. 阴道镜检查

    D. 分段诊断性刮宫   E. B 型超声检查

10. 经检查确诊为临床 I 期,首选的治疗方法是

    A. 化学药物治疗   B. 放射治疗   C. 手术治疗

    D. 孕激素治疗   E. 免疫治疗

11. 护士在为病人普及疾病知识时,关于该疾病的病因**不正确**的是

    A. 性生活紊乱   B. 高血压、糖尿病、肥胖   C. 雌激素持续性刺激

    D. 绝经延迟   E. 不孕或不育

三、简答题

1. 简述妇科腹部手术的手术适应证。

2. 简述腹部手术病人术后常见的并发症。

3. 试述腹部手术后下肢深静脉血栓的预防措施。

4. 简述影响宫颈癌发病的主要危险因素。

5. 试述子宫颈癌病人的常见临床表现。

6. 简述宫颈癌及癌前病变的预防和筛查策略。

7. 简述宫颈鳞状上皮内病变治疗要点。

8. 列条说明子宫颈癌术后病人出院指导内容。

9. 简述子宫肌瘤病人的常见临床表现。

10. 简述子宫肌瘤病人的治疗要点。

11. 简述子宫内膜癌病人的临床表现。

12. 简述子宫内膜癌病人的治疗要点。

13. 简述良性与恶性卵巢肿瘤病人的临床表现特点。

14. 简述卵巢肿瘤病人的治疗要点。

15. 简述子宫内膜异位症病人的主要临床表现。

16. 简述子宫腺肌病病人的主要临床表现。

四、案例分析

1. 黄某,32 岁,自觉下腹包块 6 个月余,前来就诊。患者面色苍白,紧张面容,主诉月经周期规则 28~30d,持续时间长,量大,无痛经。妇科检查:宫体前位,增大如孕 4$^+$ 个月大小。B 超示:子宫增大,形态不规则,子宫前壁肌层中低回声 117mm×113mm×110mm,双侧卵巢正常。血常规示:血红蛋白 74g/L。为求进一步治疗,收治入院。

请思考:

(1) 该患者最可能的临床诊断及诊断依据是什么?

(2) 该患者的处理原则是什么?

(3) 如需手术治疗,责任护士应如何对该患者进行术前指导?

(4) 该患者可能存在的护理诊断是什么?

(5) 针对护理诊断提出相关护理措施。

2. 李某,52 岁,宫颈浸润性鳞状细胞癌 I B1 期。在全麻下行腹腔镜下广泛全子宫切除 + 双附件切除 + 盆腔淋巴结清扫术,术中置左右腹腔负压引流管各 1 根,留置尿管。今为术后第一天,患者主诉腹部伤口疼痛,腹胀,肛门尚未排气。查体:T 37.9℃,P 78 次 /min,R 19 次 /min,BP 124/80mmHg。腹软,无压痛,切口敷

料干燥,腹腔引流通畅,色淡红。尿管引流通畅,尿色清。遵医嘱予以Ⅰ级护理,流质饮食,预防感染补液支持治疗。

请思考:

(1) 现阶段可能的护理诊断有哪些?

(2) 针对护理诊断提出相关护理措施。

(3) 作为责任护士如何对该患者进行出院指导及随访宣教?

参考答案

一、名词解释

1. 子宫颈上皮内瘤变:是与子宫颈浸润癌密切相关的一组子宫颈病变。

2. 黏膜下肌瘤:指肌瘤向宫腔方向生长,突出于宫腔,表面由子宫黏膜层覆盖。

3. 多模式镇痛:即多种镇痛方式、多种非阿片类药物联合使用,在达到理想术后镇痛的前提下,减少阿片类药物的使用,促进术后早期活动、早期进食,减少术后恶心与呕吐发生率。

4. 库肯勃瘤:是一种特殊的卵巢转移性腺癌,其原发部位是胃肠道,肿瘤为双侧性,中等大小,多保持卵巢原状或呈肾形。镜下见典型的印戒细胞,能产生黏液,周围是结缔组织或黏液瘤性间质。恶性程度高,预后极差。

5. 卵巢巧克力囊肿:又称卵巢子宫内膜异位囊肿,卵巢组织内因异位的子宫内膜存在致反复出血形成单个或多个囊肿,直径 5~6cm,囊内液为暗褐色黏稠陈旧性血液,似巧克力样糊状,故又称卵巢巧克力囊肿。

6. 子宫内膜异位症:当具有生长能力的子宫内膜组织出现在子宫腔被覆内膜及宫体肌层以外的其他部位时,称为子宫内膜异位症,简称内异症。

二、选择题

(一) A1 型题

1. E	2. E	3. B	4. C	5. A	6. D	7. D	8. D	9. E	10. D
11. B	12. A	13. D	14. D	15. B	16. D	17. B	18. C	19. D	20. A
21. C	22. A	23. C	24. E	25. A	26. C	27. B	28. E	29. E	

(二) A2 型题

1. D	2. E	3. E	4. C	5. D	6. A	7. A	8. B	9. D	10. C
11. C	12. D	13. E	14. E	15. C	16. D	17. C	18. C	19. E	20. B
21. C	22. A	23. E							

(三) A3 型题

1. C	2. D	3. C	4. B	5. D	6. E	7. C	8. B	9. D	10. C
11. A									

三、简答题

1. 妇科腹部手术的手术适应证:子宫本身及其附件有病变或因附件病变而不能保留子宫者、性质不明的下腹部肿块、诊断不清的急腹症以及困难的阴道分娩等。

2. 腹部手术病人术后常见并发症包括:①腹胀;②泌尿系统问题:尿潴留和尿路感染;③切口血肿、感染、裂开;④下肢深静脉血栓。

3. 腹部手术后下肢深静脉血栓的预防措施:护士需通过评估筛查出高危病人,做好术前宣教,让病人了解深静脉血栓形成的相关因素、常见症状、危险性及预防措施。对于术前长期禁食、清洁灌肠、年老体弱排泄多者,应及时补充水分及电解质,防止体液丢失过多,血液浓缩。病人术后注意保暖,防止冷刺激引起静脉痉挛造成血液淤积。腹带的使用应松紧适宜,避免过紧,增加下肢静脉回流阻力。术后尽早活动双下肢,病人感觉未恢复前,以被动运动为主;病人感觉恢复,鼓励早期下床活动。对于高危病人,术后住院期间应继续穿着弹力袜,至术后 1~2 个月,或使用间歇性充气压缩泵,联合使用低分子肝素会增强抗凝效果。用药期间做好病人用药健康指导,密切观察病人注射部位皮肤状况以及有无出血倾向和寒战、发热、荨麻疹等过敏反应,同时遵医嘱定期监测凝血、肝肾功能等。妇科腹腔或盆腔恶性肿瘤剖腹术后预防VTE应延长至28d。密切观察病人皮肤情况,并观察患者有无呼吸急促、呼吸困难、胸痛、咯血、血压不稳定、血氧饱和度下降等症状,有异常及时报告医生,遵医嘱治疗。

4. 高危型HPV的持续感染是宫颈癌发病的最主要因素;其他因素包括多个性伴侣、早年性生活、早年分娩、多次分娩史、与高危男子(阴茎癌、前列腺癌病人或其性伴侣曾患子宫颈癌)性接触;免疫力下降、慢性感染、合并其他性传播疾病、吸烟等可为协同因素。

5. 早期病人常无明显症状和体征,随着病变发展可出现以下表现:①阴道流血:早期多为接触性出血,即性生活或妇科检查后阴道流血;后期则为不规则阴道流血。②阴道排液:多数患者有白色或血性、稀薄如水样或米泔样排液,伴有腥臭味。③晚期症状:根据癌灶累及范围出现不同的继发性症状。病变累及神经出现严重持续性腰骶部或坐骨神经痛;侵犯膀胱或直肠出现尿频、尿急、便秘等;癌肿压迫输尿管时,可引起输尿管梗阻、肾盂积水及肾功能衰竭;晚期还可有贫血、恶病质等全身衰竭症状。

6. 宫颈癌及其癌前病变的预防,包括一级预防和二级预防。一级预防的主要措施是对青少年女性接种预防性HPV疫苗,以从源头控制宫颈癌的发生。二级预防即开展宫颈病变的筛查,目的是早期发现、及时治疗高级别病变,从而阻断子宫颈癌的发生。根据世界卫生组织(WHO)推荐,30~65岁的妇女应进行宫颈癌及其癌前病变的筛查,有HIV感染、长期应用皮质醇激素的高危妇女筛查的起始年龄应提前。青春期女孩不推荐HPV检测作为筛查方法。在30~65岁无高危因素的妇女中,若细胞学及HPV检测均为阴性,筛查间隔时间可为5年,若仅行宫颈细胞学检查,则筛查间隔时间为3年。有高危因素的妇女则可根据具体情况增加筛查频次。妊娠期SIL仅作观察,产后复查后再处理。

7. 宫颈鳞状上皮内病变治疗要点:若细胞学检查为LSIL及以下病变,可仅观察随访。HSIL可发展成浸润癌,需要治疗。阴道镜检查充分者可用物理治疗或子宫颈锥切术。阴道镜检查不充分者宜采用子宫颈锥切术。经子宫颈锥切确诊、年龄较大、无生育要求、合并有其他手术指征的HSIL也可行全子宫切除术。

8. 出院指导内容主要有:①鼓励病人及家属积极参与出院计划的制订过程,以保证计划的可行性。②向出院病人说明按时随访的重要性,一般出院后1个月行首次随访,治疗后2年内每3个月复查1次;3~5年内每半年复查1次;第6年开始,每年复查1次。随访内容包括盆腔检查、阴道涂片细胞学检查和高危型HPV检测、胸片、血常规及子宫颈鳞状细胞癌抗原(SCCA)等。③帮助病人调整自我,根据病人具体状况提供有关术后生活方式的指导,包括活动量和强度、性生活、社会交往活动或恢复日常工作等。

9. 多数病人无明显症状,仅在体检时偶然发现。症状与肌瘤部位、有无变性相关,与肌瘤大小、数目关系不大。常见症状:①经量增多及经期延长:长期经量过多可继发贫血;②下腹部肿块:肌瘤增大致子宫超过3个月妊娠大小时,可于下腹正中扪及肿块;③白带增多:肌壁间肌瘤使宫腔面积增大,内膜腺体分泌增加,并伴盆腔充血致白带增多;④压迫症状:前壁下段肌瘤压迫膀胱引起尿频、尿急;后壁肌瘤引起下腹坠胀、便秘等;⑤其他:包括腰酸背痛、下腹坠胀。黏膜下肌瘤由宫腔向外排出时也可引起腹痛;黏膜下和引起宫腔变形的肌壁间肌瘤可引起不孕或流产。

10. 根据病人的年龄、症状、肌瘤大小和数目、生长部位及对生育要求等情况全面分析后选择处理方案:①随访观察(肌瘤小、症状不明显或接近绝经期等);②药物治疗(适用于症状不明显或较轻者、近绝经期或全身情况不能手术者);③手术治疗(月经过多致继发贫血,药物治疗无效;严重腹痛、性交痛、有蒂肌瘤扭转引起的急性腹痛;有膀胱、直肠压迫症状;能确定肌瘤是不孕或反复流产的唯一原因者;肌瘤生长较快,怀疑有恶变者)。

11. ①异常子宫出血:绝经后阴道出血为绝经后子宫内膜癌患者的主要症状。尚未绝经者可表现为经量增多、经期延长或月经紊乱。②阴道异常排液:多为血性或浆液性分泌物,合并感染有脓性或脓血性排液,有恶臭。③下腹疼痛及其他症状:下腹疼痛可由宫腔积脓或积液引起,晚期则因癌肿扩散导致消瘦,下肢疼痛等。

12. 目前子宫内膜癌的治疗方法为手术、放疗、化疗和孕激素治疗。根据肿瘤累及范围和组织学类型,结合病人年龄及全身情况制订适宜的治疗方案。早期病人以手术为主,术后根据高危因素选择辅助治疗;晚期病人则采用手术、放疗、药物等综合治疗方案。

13. (1) 卵巢良性肿瘤:初期肿瘤较小,多无症状,常在妇科检查时偶然发现。当肿瘤增长至中等大小时,病人可感腹胀或扪及肿块。较大的肿瘤占满盆腔时可出现压迫症状,如尿频、便秘、气急、心悸等。

(2) 卵巢恶性肿瘤:早期多无自觉症状,出现症状时往往已属晚期。肿瘤生长迅速,短期内可有腹胀、腹部出现肿块及腹水。若肿瘤向周围组织浸润或压迫神经则可引起腹痛、腰痛或下腹疼痛;压迫盆腔静脉可出现下肢水肿;患功能性肿瘤者可出现不规则阴道流血或绝经后阴道流血症状。晚期病人呈明显消瘦、贫血等恶病质现象。

14. 原则上卵巢肿瘤一经确诊,即应手术治疗。恶性肿瘤还需辅以化疗、放疗的综合治疗方案。手术范围及方式取决于肿瘤性质、病变累及范围和病人年龄、生育要求、对侧卵巢情况以及对手术的耐受力等。卵巢肿瘤并发症属急腹症,一旦确诊须立即手术。怀疑卵巢瘤样病变者,囊肿直径小于 5cm,可进行随访观察。

15. 子宫内膜异位症病人的临床表现因人和病变部位不同而异,主要有:①痛经和下腹痛:其特点为继发性痛经且进行性加重;疼痛的部位多为下腹深部和腰骶部,并可向会阴、肛门、大腿放射。少数病人长期下腹痛,形成慢性盆腔痛,至经期加剧。②不孕:因盆腔粘连、子宫后倾、输卵管粘连闭锁或蠕动减弱、卵巢功能紊乱等原因。③月经失调:有 15%~30% 的病人有经量增多、经期延长或经前点滴出血。④其他:盆腔外任何部分有异位内膜种植生长时,均可在局部出现周期性疼痛、出血和肿块,并出现相应的症状。其中,卵巢的子宫内膜异位症最为常见,又称卵巢巧克力样囊肿。

16. 子宫腺肌病主要症状是经量过多、经期延长和逐渐加重的进行性痛经。疼痛位于下腹正中,常于经前一周开始,直至月经结束。有 35% 的病人无典型症状。月经过多的发生率为 40%~50%,主要与子宫内膜面积增加、子宫肌层纤维增生使子宫肌层收缩不良、子宫内膜增生因素有关。

四、案例分析

1. (1) 可能的临床诊断:①子宫肌瘤,诊断依据:健康史:病人月经量多,经期延长,自觉下腹包块 6 个月余;妇科检查:宫体前位,增大如孕 4^+ 个月大小;B 超检查:子宫增大,形态不规则,子宫前壁肌层中低回声 117mm×113mm×110mm。②继发性贫血,诊断依据:病人经量多,经期长,面色苍白以及辅助检查血红蛋白 74g/L。

(2) 处理原则:子宫肌瘤的治疗方案根据病人的年龄、症状、肌瘤大小和数目、生长部位及对生育功能的要求等情况进行全面分析后选择处理方案。考虑该患者年龄 32 岁比较轻、月经过多致继发贫血、肌瘤体积 117mm×113mm×110mm 较大且为单个肌瘤、生长部位为子宫前壁肌层,需进行手术治疗。可考虑选择经腹或腹腔镜下子宫肌瘤切除术。该患者血红蛋白 74g/L,术前需首先纠正贫血,给予饮食指导,遵医嘱给予琥珀酸亚铁口服或静脉滴注蔗糖铁。

(3) 术前指导:①对病人进行全面身心评估;②术前指导,包括拟实施的手术的介绍及相关检查,使病人理解手术的必要性及主要过程、需要配合的内容等;介绍术后可能出现的并发症及预防措施;③皮肤准备,清洁腹部皮肤,去毛范围以不影响手术为指征;腹腔镜手术注意脐孔清洁;④肠道准备,包括术前饮食指导及口服导泻剂指导;⑤完成手术前准备后,按医嘱可给病人适量镇静剂;⑥认真核对病人生命体征等;确保病人术前处于最佳身心状态。

(4) 可能的护理诊断 / 问题

1) 焦虑　与住院、需要手术治疗有关。

2) 应对无效　与选择治疗方案的无助感有关。

(5) 根据护理诊断 / 问题,列出相应的护理措施

1) 提供信息,增强信心:通过连续性护理活动与病人建立良好的护患关系,讲解有关疾病知识。使病人确信子宫肌瘤属于良性肿瘤,并非恶性肿瘤的先兆,消除其不必要的顾虑,增强康复信心。为病人提供表达内心顾虑、恐惧、感受和期望的机会与环境,帮助病人分析住院期间及出院后可被利用的资源及支持系统,减轻无助感。

2）积极配合治疗,缓解病人不适:遵医嘱使用药物纠正病人贫血状态。按腹部手术病人的护理常规进行围术期护理,并鼓励患者参与疾病诊疗的决策过程中。

2.（1）可能的护理诊断/问题

1）腹胀　与术中肠管受到激惹肠蠕动减弱有关。

2）疼痛　与手术切口疼痛有关。

3）潜在并发症:尿路感染。

（2）根据所选择的护理诊断/问题,列出相应的护理措施

1）腹胀:术后早期下床活动可改善胃肠功能,预防或减轻腹胀;严重者可采用生理盐水低位灌肠,"1、2、3"灌肠,热敷下腹部;在肠蠕动已恢复但仍不能排气时,可针刺足三里、肛管排气或按医嘱皮下或肌内注射新斯的明等。

2）疼痛:评估患者疼痛部位、强度;根据病人具体情况采取多模式镇痛处理;病人使用止痛药物后,建议静脉给药后 15~30min 和口服用药 1~2h 后评估疼痛缓解情况;采用止痛泵者根据医嘱或病人的痛感调节泵速,保证病人舒适并得到充分休息。

3）潜在并发症:尿路感染。留置尿管期间嘱病人多饮水;每天两次会阴护理,保持会阴部清洁;保持导尿管通畅,观察并记录尿量、颜色和性状;出现尿频、尿痛、并有高热等症者,应按医嘱做尿培养,确定是否有泌尿道感染。

（3）①鼓励病人及家属积极参与出院计划的制订过程,以保证计划的可行性。②向出院病人说明按时随访的重要性,一般出院后 1 个月行首次随访,治疗后 2 年内每 3 个月复查 1 次;3~5 年内每半年复查 1 次;第 6 年开始,每年复查 1 次。随访内容包括盆腔检查、阴道涂片细胞学检查和高危型 HPV 检测、胸片、血常规及子宫颈鳞状细胞癌抗原（SCCA）等。③帮助病人调整自我,根据病人具体状况提供有关术后生活方式的指导,包括活动量和强度、性生活、社会交往活动或恢复日常工作等。

（薄海欣）

第十八章　会阴部手术病人的护理

练习题

一、名词解释

1. 尿瘘

2. 子宫脱垂

二、选择题

（一）A1 型题

1. 下列**不属于**外阴、阴道创伤治疗原则的是

　　A. 止痛　　　　　　　　　B. 止血　　　　　　　　　C. 抗休克

　　D. 抗感染　　　　　　　　E. 促盆底功能恢复

2. 行会阴手术术后切口护理**错误**的是

　　A. 观察有无渗血、红肿热痛等炎性反应　　　B. 观察阴道分泌物的量、性质、颜色

　　C. 每天行外阴擦洗 2 次　　　　　　　　　　D. 术后可行外阴烤灯治疗以保持伤口干燥

　　E. 术后压迫止血的纱条在 4~6h 内取出

3. 外阴鳞状细胞癌病人最常见的症状是

　　A. 尿频　　　　　　　　　B. 瘙痒　　　　　　　　　C. 疼痛

　　D. 分泌物增多　　　　　　E. 异味

4. 关于可能涉及肠道的会阴部手术前的肠道准备工作描述**错误**的是
    A. 术前服用抗生素 3d   B. 术前 3d 给予少渣饮食   C. 术前 1d 给予流质饮食
    D. 术晨行清洁灌肠   E. 术前 1d 可口服甘露醇

5. 尿瘘中最多见的类型是
    A. 膀胱宫颈瘘   B. 尿道阴道瘘   C. 膀胱阴道瘘
    D. 膀胱宫颈阴道瘘   E. 输尿管阴道瘘

6. 外阴癌的主要转移途径是
    A. 直接浸润加淋巴转移   B. 直接浸润加血行转移   C. 血行转移
    D. 淋巴转移   E. 直接浸润

7. 导致子宫脱垂最主要的原因是
    A. 长期慢性咳嗽   B. 长期便秘
    C. 分娩损伤和产褥早期体力劳动   D. 盆底组织退行性变
    E. 盆底组织先天发育不良

8. 尿瘘的主要临床表现是
    A. 尿频、尿急、尿痛   B. 外阴瘙痒   C. 腹压增加时不自主溢尿
    D. 月经经量改变   E. 阴道无痛性持续性流液

9. 下列可作为外阴癌辅助检查的是
    A. 阴道镜检查   B. 阴道分泌物检查   C. 活组织病理检查
    D. 细胞学检查   E. 血清肿瘤标记物

10. 下列关于先天性无阴道患者的描述正确的是
    A. 第二性征发育正常   B. 多伴有外阴发育异常
    C. 外阴检查均可见短浅阴道盲端   D. 多数患者子宫发育正常
    E. 45% 的患者伴有脊椎发育正常

11. 下列**不属于**生殖道损伤性疾病的是
    A. 阴道前后壁膨出   B. 粪瘘   C. 宫颈息肉
    D. 陈旧性会阴裂伤   E. 子宫脱垂

12. Ⅲ度子宫脱垂是指
    A. 子宫脱垂,直肠膀胱膨出   B. 子宫颈脱出于阴道,伴有直肠膀胱膨出
    C. 子宫颈伴部分子宫体脱出阴道口   D. 子宫颈在坐骨棘以下水平
    E. 子宫颈与子宫体完全脱出阴道口

(二) A2 型题

1. 王女士,60 岁,诊断为外阴癌入院治疗,咨询护士预后,护士讲解与外阴癌预后有关的因素,以下**不正确**的是
    A. 与癌灶大小、部位、分期有关   B. 与治疗措施有关   C. 与有无淋巴结转移有关
    D. 与病人年龄有关   E. 与肿瘤分化程度有关

2. 15 岁女孩,因周期性下腹痛就诊,诊断为处女膜闭锁,给予手术治疗,术后护士应为其摆放的正确体位是
    A. 平卧位   B. 头低脚高位   C. 头高脚低
    D. 平卧外展屈膝   E. 头高脚低或半卧位

3. 杨女士,48 岁,发现肿物自阴道脱出半年,伴尿频,诊断为子宫脱垂,行经阴道全子宫切除术及阴道前后壁修补术。护士出院指导下列**错误**的是
    A. 术后应休息 3 个月   B. 半年内避免重体力劳动   C. 术后可以盆浴
    D. 术后 2 个月复查伤口   E. 术后 3 个月再次复查

4. 王女士,诊断为外阴癌,行外阴根治术,术毕返回病房后护士应为患者摆放的体位是

    A. 半卧位　　　　　　　　　　　　　　　B. 平卧位,双腿外展屈膝,膝下垫软枕

    C. 侧卧位并且上腿伸直　　　　　　　　　D. 头高足低位

    E. 端坐卧位

5. 林女士,52 岁,患子宫脱垂,给予保守治疗,护士对病人讲解安放子宫托的目的应是

    A. 使病人局部清洁舒适　　　　　　　　　B. 支持子宫和阴道壁并使其维持在阴道内

    C. 减轻病人肉体和精神上的痛苦　　　　　D. 手术治疗的准备措施

    E. 防止外阴继发感染

6. 18 岁女性,无月经来潮,但周期性下腹疼伴有肛门坠胀,检查时处女膜向外膨隆,表面呈紫蓝色,无阴道开口,可在下腹部扪及位于阴道上方的一较小包块,压痛明显,可能诊断为

    A. 先天性无阴道　　　　　　B. 先天性无子宫　　　　　　C. 处女膜闭锁

    D. 阴道横隔　　　　　　　　E. 阴道闭锁

7. 张女士,处女膜闭锁,术后第 2d 护士为其进行护理,**错误**的是

    A. 留置导尿 3d 以上　　　　B. 采取半卧位　　　　　　　C. 采取头高脚低位

    D. 保持外阴清洁　　　　　　E. 遵医嘱抗生素预防感染

8. 张女士,32 岁,2 年前经剖宫产分娩一女婴,此次妊娠足月后再次行剖宫产术,术后 4d 阴道有少量流液,考虑诊断为

    A. 产后恶露　　　　　　　　B. 创伤性尿瘘　　　　　　　C. 产后尿失禁

    D. 产后子宫内膜炎　　　　　E. 产后尿道口松弛

9. 王女士,拟诊断为尿瘘,将 200ml 稀释亚甲蓝溶液经尿道注入膀胱,阴道内流出清亮的尿液,为进一步确定诊断静脉推注靛胭脂 5ml,10min 见到瘘孔流出蓝色尿液。诊断为

    A. 膀胱阴道瘘　　　　　　　B. 膀胱宫颈瘘　　　　　　　C. 输尿管阴道瘘

    D. 尿道阴道瘘　　　　　　　E. 直肠阴道瘘

10. 王女士,尿瘘修补术术后,护士指导其多饮水,达到稀释尿液、冲洗膀胱的目的,每天的饮水量应不少于

    A. 3 000ml　　　　B. 2 000ml　　　　C. 4 000ml　　　　D. 2 500ml　　　　E. 3 500ml

11. 某 29 岁女性因产后尿瘘行修补术,术后护理措施正确的是

    A. 术后留置导尿管,间歇 4h 放尿　　　　B. 术后 2d 即可拔出尿管

    C. 术后每日行膀胱冲洗　　　　　　　　　D. 术后留置导尿管,持续开放 7~14d

    E. 若尿管堵塞可行加压冲洗膀胱

12. 王女士,患子宫脱垂使用子宫托进行治疗,护士指导其检查时间,以下说法正确的是

    A. 上托后分别于第 1 个月、3 个月、6 个月时到医院检查 1 次,以后每 3~6 个月到医院检查 1 次

    B. 上托后分别于第 1 个月、2 个月、3 个月时到医院检查 1 次,以后每 3~6 个月到医院检查 1 次

    C. 上托后分别于第 1 个月、3 个月、6 个月时到医院检查 1 次,以后每半年到医院检查 1 次

    D. 上托后分别于第 3 个月、6 个月时到医院检查 1 次,以后每年到医院检查 1 次

    E. 上托后分别于第 1 个月、3 个月、6 个月时到医院检查 1 次,以后每 6~12 个月到医院检查 1 次

13. 关女士,诊断为膀胱阴道瘘,拟行修补术,术前护士为病人坐浴,应选择的坐浴液是

    A. 0.5% 醋酸　　　　　　　　B. 0.5% 碘伏　　　　　　　　C. 1:2 000 苯扎溴铵

    D. 1:5 000 高锰酸钾　　　　　E. 1:1 000 呋喃氢钠

14. 王女士,43 岁,诊断为外阴癌 I 期,进行会阴部位手术治疗,术前护士为其肠道准备,下列护理措施**错误**的是

    A. 告知病人术前 3d 进少渣饮食　　　　　B. 术前 1d 禁食

    C. 术前日晚及术晨行保留灌肠　　　　　　D. 每日肥皂水洗肠一次

    E. 按医嘱给肠道抗生素

15. 患者,女,30 岁,G_2P_1,在家分娩。妇科检查在阴道口可见宫颈,未超出处女膜缘,诊断为
    A. 子宫脱垂Ⅰ度轻型   B. 子宫脱垂Ⅰ度重型   C. 子宫脱垂Ⅱ度轻型
    D. 子宫脱垂Ⅱ度重型   E. 子宫脱垂Ⅲ度重型

16. 张某,近日发现用力屏气时,阴道口可见到子宫颈到达处女膜缘,入院诊断为子宫脱垂Ⅰ度重型,术后应采取的体位是
    A. 头高脚低位   B. 半卧位   C. 平卧位
    D. 侧卧位   E. 截石位

17. 吴女士,子宫脱垂Ⅱ度重型患者,使用子宫托进行治疗,护士向其讲解注意事项,其中**错误**的一项是
    A. 选择大小适宜的子宫托   B. 生殖器官有急慢性炎症者不宜放置
    C. 置托时根据子宫托的类型选择体位   D. 子宫托每周取出 1 次,清洗后用
    E. 可疑宫颈恶变者禁止放置

18. 某女士,60 岁。近两年来排便时感觉阴道口有块状物脱出,休息后也不恢复。妇科检查:阴道口外 2cm 处见宫颈口,宫颈糜烂,子宫正常大小,双侧附件未见异常,诊断为子宫脱垂Ⅱ度重型,术后护理**错误**的是
    A. 尿管留置 10~14d   B. 用缓泻剂预防便秘
    C. 半卧位休息 3d   D. 每日外阴擦洗 2 次
    E. 遵医嘱应用抗生素

19. 某女士,40 岁,现有 3 个女儿,1 个儿子,腰骶部酸痛伴咳嗽时有溢尿 1 年余。医生初步诊断为子宫脱垂。最有价值的诊断依据是
    A. 宫颈、阴道壁有溃疡   B. 慢性咳嗽
    C. 腰骶部酸痛   D. 用力屏气时在处女膜缘见宫颈
    E. 张力性尿失禁

20. 某女士,35 岁,农村妇女,8 年前曾妊娠足月难产分娩 1 男婴,阴道口脱出一肿物 1 年,平卧时能消失。妇科检查,会阴Ⅱ度裂伤,子宫脱垂Ⅱ度。下列与子宫脱垂**无关**的是
    A. 多产   B. 产伤   C. 产后过早参加体力劳动
    D. 习惯性便秘   E. 手取胎盘

21. 张女士子宫脱垂Ⅱ度轻型患者,行阴道手术,术前护理的内容中**不正确**的是
    A. 溃疡者,行阴道冲洗后局部涂含抗生素软膏
    B. 清洗液的温度,一般在 50~53℃为宜
    C. 子宫还纳后,病人应平卧于床半小时
    D. 使用丁字带支托下移的子宫
    E. 局部炎症,使用抗生素及局部涂含雌激素的软膏

22. 病人杨某,女,51 岁,G_1P_1。有慢性咳嗽十余年,于今年初被诊断为子宫脱垂Ⅱ度,考虑该患者最主要的致病因素是
    A. 长期慢性咳嗽   B. 孕产史   C. 年龄因素
    D. 饮食习惯   E. 生活习惯

23. 王女士,64 岁,近 2 年来发现右侧外阴有一肿块,疼痛,查体见右侧大阴唇中段有一硬结约 3cm× 2cm×2cm,基底宽,不活动,腹股沟淋巴结未触及。其初步诊断考虑为
    A. 鳞状上皮原位癌   B. 外阴癌Ⅰ期   C. 外阴癌Ⅱ期
    D. 外阴癌Ⅲ期   E. 外阴癌Ⅳ期

24. 吴女士,在分娩过程中造成外阴、阴道创伤,术后护理下列护理措施**错误**的是
    A. 应积极为病人止痛   B. 及时观察伤口出血情况
    C. 保持外阴清洁干燥   D. 按医嘱给予抗生素
    E. 术后外阴不用加压包扎

25. 张女士,诊断为尿瘘,为明确瘘孔位置,下列检查应**除外**

　　A. 亚甲蓝试验　　　　　　　B. 靛胭脂试验　　　　　　　C. 膀胱镜检查

　　D. 排泄性尿路造影　　　　　E. 宫腔镜检查

(三) A3 型题

(1~3 题共用题干)

女性,60 岁,曾生育 5 胎,患慢性支气管炎 20 年,经常咳嗽。近 10 年来感觉下身有块状物脱出,开始时,卧床休息后块状物可消失,但近 5 年来块状物逐渐增大,平卧后也不消失,并伴尿频、尿失禁。妇科检查:阴道前后壁重度膨出,宫颈及全部宫体脱出在阴道口外,两侧附件阴性。

1. 该病例的诊断应为

　　A. 子宫脱垂Ⅰ度,伴阴道前后壁膨出　　　　B. 子宫脱垂Ⅱ度轻

　　C. 子宫脱垂Ⅱ度重,伴阴道前后壁膨出　　　D. 子宫脱垂Ⅲ度

　　E. 子宫脱垂Ⅲ度,伴阴道前后壁膨出

2. 该病例发生子宫脱垂的主要原因是

　　A. 慢性咳嗽　　　　　　　B. 多产　　　　　　　　C. 产后过早参加体力劳动

　　D. 慢性咳嗽及多产　　　　E. 年老体弱

3. 该患者最主要的指导措施是

　　A. 进行盆底肌功能锻炼　　　B. 注意饮食,避免便秘　　　C. 加强锻炼,提高身体素质

　　D. 卧床休息,避免久站　　　E. 积极治疗慢性咳嗽

(四) A4 型题

(1~3 题共用题干)

26 岁妇女,停经 40 周,宫口开全 24h,在当地试产 2d 失败,急诊入院。诊断为 G_1P_0,孕 40 周,先兆子宫破裂,滞产。入院后行剖宫产术,由于胎头入盆较深,术中取胎头时子宫沿切口向右撕裂,术中修补子宫撕裂口,术后 24h 取下尿管后患者自行排尿,同时自诉阴道流水,清亮。

1. 该病人出现阴道流水症状应考虑为

　　A. 尿瘘的症状　　　　　　　B. 张力性尿失禁　　　　　　C. 术后正常反应

　　D. 阴道炎　　　　　　　　　E. 产后子宫复旧不良

2. 若亚甲蓝试验见阴道壁小孔溢出蓝色液体,则应诊断为

　　A. 膀胱阴道瘘　　　　　　　B. 尿道阴道瘘　　　　　　　C. 膀胱尿道阴道瘘

　　D. 膀胱宫颈阴道瘘　　　　　E. 输尿管阴道瘘

3. 此病例发生的主要原因是

　　A. 试产时间过长,产道软组织受压过久　　　B. 合并感染

　　C. 术后留置尿管时间短　　　　　　　　　　D. 在当地试产时,接生员操作不当

　　E. 剖宫产术中取胎头时发生损伤所致

三、简答题

1. 举例说明 3 种会阴部手术患者术后应采取的体位和原因。

2. 简述盆腔器官脱垂的病因。

3. 简述生殖道瘘病人术后护理要点。

4. 简述子宫脱垂的临床分度。

5. 简述使用子宫托的注意事项。

6. 简述外阴癌病人术后随访时间。

四、案例分析

1. 王小姐,22 岁,因骑跨伤致外阴血肿来院就诊,检查发现病人外阴部有 2cm×2cm 紫蓝色块状物突起,压痛明显,未伤及膀胱、尿道,无活动性出血。

请思考:

(1) 该病人应采取的治疗原则是什么?

(2) 若采用保守治疗,如何对病人进行护理?

2. 杨女士,44 岁,外阴瘙痒伴有结节肿物、分泌物增多 1 个月来院就诊,诊断为外阴癌。

请思考:

(1) 外阴癌病人的治疗原则是什么?

(2) 术后如何控制病人排便?

(3) 术后如果进行红外线照射应何时开始,如何照射?

参考答案

一、名词解释

1. 尿瘘:是指生殖道和泌尿道之间形成的异常通道,尿液自阴道排出,不能控制。

2. 子宫脱垂:是指子宫从正常位置沿阴道下降,宫颈外口达坐骨棘水平以下,甚至子宫全部脱出于阴道口以外,常伴有阴道前后壁膨出。

二、选择题

(一) A1 型题

1. E	2. E	3. B	4. C	5. C	6. A	7. C	8. E	9. C	10. A
11. C	12. E								

(二) A2 型题

1. D	2. E	3. C	4. B	5. B	6. C	7. A	8. B	9. C	10. A
11. D	12. A	13. D	14. C	15. B	16. C	17. D	18. C	19. D	20. E
21. B	22. A	23. B	24. E	25. E					

(三) A3 型题

1. E	2. D	3. E

(四) A4 型题

1. A	2. A	3. E

三、简答题

1. (1) 处女膜闭锁及有子宫的先天性无阴道的病人术后应采取头高脚低位或半卧位,有利于经血的流出。

(2) 外阴癌行外阴根治术后的病人则应采取平卧位,双腿外展屈膝,膝下垫软枕头,减少腹股沟及外阴部的张力,有利于伤口的愈合。

(3) 行阴道前后壁修补或盆底修补术后的病人应以平卧位为宜,禁止半卧位,以降低外阴阴道张力,促进伤口的愈合。

2. (1) 分娩损伤:为盆腔器官脱垂最主要的原因。在分娩过程中,特别是阴道助产或第二产程延长者,盆底肌、筋膜以及子宫韧带均过度延伸而削弱其支撑力量。若产后过早参加重体力劳动,将影响盆底组织张力的恢复,导致盆腔器官脱垂。

(2) 长期腹压增加:长期慢性咳嗽,便秘,经常举重物以及盆腹腔的巨大肿瘤、腹水、腹型肥胖等,均可使腹压增加,导致脱垂。

(3) 盆底组织发育不良或退行性变:先天性盆底组织发育不良或营养不良、绝经后出现的支持结构的萎缩退化也可导致盆腔器官脱垂。

3. (1) 应保持会阴清洁,积极预防咳嗽、便秘,并尽量避免下蹲等增加腹压的动作。

(2) 尿瘘病人术后需留置导尿管或耻骨上膀胱造瘘 7~14d,注意避免尿管脱落,保持尿管的通畅,发现阻塞及时处理。拔管后协助病人每 1~2h 排尿 1 次,然后逐步延长排尿时间。

（3）应根据病人漏孔的位置决定体位,膀胱阴道瘘的漏孔在膀胱后底部者,应取俯卧位;漏孔在侧面者应健侧卧位,使漏孔居于高位。

（4）术后每日补液不少于 3 000ml,达到膀胱冲洗的目的。

（5）粪瘘病人术后禁食水,给予静脉高营养,同时口服肠蠕动抑制药物。5~7d 后逐渐从进水开始过渡饮食。

4.（1）Ⅰ度:轻型为宫颈外口距离处女膜缘小于 4cm,但未达处女膜缘;重型为宫颈外口已达处女膜缘,在阴道口可见到宫颈。

（2）Ⅱ度:轻型为宫颈已脱出阴道口外,宫体仍在阴道内;重型为宫颈及部分宫体已脱出阴道口外。

（3）Ⅲ度:宫颈及宫体全部脱出至阴道口外。

5.（1）放置前阴道应有一定水平的雌激素作用。绝经后妇女可选用阴道雌激素霜剂,一般在用子宫托前 4~6 周开始应用,并在放托的过程中长期使用。

（2）子宫托应每日早上放入阴道,睡前取出消毒后备用。

（3）保持阴道清洁,月经期和妊娠期停止使用。

（4）上托以后,分别于第 1 个月、3 个月、6 个月时到医院检查 1 次,以后每 3~6 个月到医院检查 1 次。

6. 外阴癌病人应定期随访。具体随访时间为第 1 年每 1~2 个月 1 次;第 2 年每 3 个月 1 次;第 3~4 年每半年 1 次;第 5 年及以后每年 1 次。随访内容包括放疗的效果、副反应及有无肿瘤复发的征象等。

四、案例分析

1.（1）止血、止痛、防治感染和抗休克。

（2）1）嘱病人采取正确的体位。

2）保持外阴部的清洁、干燥,每天外阴冲洗 3 次,大便后及时清洁外阴。

3）按医嘱及时给予止血、止痛药物。

4）注意观察血肿的变化,24h 内冷敷,降低局部血流速度及局部神经的敏感性,减轻病人的疼痛及不舒适感;也可用棉垫、丁字带加压包扎,防止血肿扩大。

5）24h 后可以热敷或行外阴部烤灯,以促进水肿或血肿的吸收。

2.（1）早期外阴癌以手术治疗为主,晚期外阴癌手术辅以放、化疗,转移病灶姑息、对症及支持治疗。

（2）为防止大便对伤口的污染及解便时对伤口的牵拉,应控制首次排便的时间。应在病人排气后抑制肠蠕动,按医嘱给予药物,常用药物为阿片酊 5ml,加水至 100ml 口服,每日 3 次,每次 10ml。于术后第 5d 给予缓泻剂,使大便软化,避免排便困难。

（3）术后 2d 起,会阴部、腹股沟部可用红外线照射,每日 2 次,每次 20min,促进切口愈合。

（潘颖丽）

第十九章 妇 女 保 健

练习题

一、名词解释

1. 妇女保健

2. 绝经过渡期

二、选择题

A1 型题

1. 有关妇女保健工作目的的描述,**错误**的是

    A. 降低围生儿死亡率   B. 降低孕产妇死亡率   C. 消灭胎婴儿伤残率

    D. 控制某些疾病的发生   E. 控制性传播疾病的传播

2. 妇女各期的保健对象，**不包括**
   A. 儿童期幼女 B. 青春期少女 C. 生育期妇女
   D. 围产期妇女 E. 老年期妇女

3. 关于我国妇女保健政策法律体系，正确的是
   A. 以家庭为对象 B. 以保健为中心 C. "一法两纲"为核心
   D. 保健与临床相结合 E. 以预防为主

4. 中华医学会妇产科分会《孕前和孕期保健指南(2018)》推荐的产前检查次数是
   A. 4~6 次 B. 6~8 次 C. 6~10 次
   D. 7~11 次 E. 11~13 次

5. 关于分娩期保健"五防"的描述，**不正确**的是
   A. 防滞产 B. 防脱水 C. 防感染
   D. 防产伤 E. 防出血

6. 有关围产期保健内容，**除外**
   A. 定期产前检查 B. 哺乳期保健 C. 婚前医学检查
   D. 孕前期保健 E. 产后检查及计划生育指导

7. 我国女职工正常产假为
   A. 30d B. 42d C. 60d D. 98d E. 120d

8. 我国政府规定**不安排**孕妇上夜班的时间，是妊娠满
   A. 3 个月 B. 4 个月 C. 5 个月 D. 6 个月 E. 7 个月

9. 关于保护哺乳期妇女休假的陈述，**不正确**的是
   A. 享受 1 年哺乳假 B. 每天享受两次带薪哺乳
   C. 需要时可值夜班 D. 未满周岁婴儿的母亲不加班
   E. 单胎乳母的哺乳 30min/ 次

10. **不属于**妇女常见疾病及恶性肿瘤普查内容的是
    A. 妇科检查 B. 宫颈细胞学检查 C. 超声检查
    D. 阴道分泌物检查 E. CT 检查

11. 产后访视的时间是
    A. 出院后 3d 内 B. 出院后 3d 内，产后 14d 和 28d
    C. 出院后 2d 内，产后 7d 和 28d D. 出院后 3d 内，产后 7d 和 14d
    E. 出院后 3d 内，产后 14d

12. 关于老年期保健的内容，应**除外**
    A. 定期体检 B. 合理膳食 C. 劳逸结合
    D. 尽量不参加社会活动 E. 及时防治常见病和多发病

13. 关于孕产期保健质量的指标，正确的是
    A. 高危孕妇的发生率 B. 产后出血率 C. 产褥感染率
    D. 妊娠期高血压疾病发病率 E. 围生儿死亡率

三、简答题

1. 简述妇女保健工作的内容。
2. 简述妇女保健工作的目的。
3. 简述绝经过渡期保健的内容。

四、案例分析

1. 某女士，孩子刚满 6 个月，母乳喂养。该女士特别热爱所从事的工作，但最近单位经常需要加班，因无法按时回家照顾孩子而导致夫妻关系紧张，跟领导提出不加班，遭到单位领导拒绝。

请思考:

(1) 该女士提出的要求合理吗?

(2) 该女士这一时期应享受哪些权利?

2. 李女士,28 岁,G₂P₁,妊娠 10 周来医院建档,并进行首次产前检查。测身高 158cm、体重 72kg。完成产前检查后,孕妇及家属向护士咨询有关孕期保健的知识。

请思考:

(1) 该孕妇处于什么期? 现阶段护士应重点强调什么内容?

(2) 作为从事妇幼保健工作的护士,应从哪些方面对李女士进行保健指导?

参考答案

一、名词解释

1. 妇女保健:是通过先进的医学科学技术、有效的防治措施及科学的管理方法对处于生命各时期的女性开展保健。

2. 绝经过渡期:指从卵巢功能衰退到最后一次月经的时期,卵巢功能衰退可从 40 岁开始,历时可长可短,短则 1~2 年,长则 10 余年。

二、选择题

A1 型题

1. C　2. A　3. C　4. D　5. B　6. C　7. D　8. E　9. C　10. E

11. B　12. D　13. D

三、简答题

1. ①妇女各期保健;②计划生育指导;③常见妇女病及恶性肿瘤的普查普治;④妇女劳动保护。

2. 以保障生殖健康为目的,为妇女提供连续的生理、心理服务与管理,通过积极的普查、预防保健、监护和治疗措施,开展贯穿女性各期的保健工作,降低孕产妇及围生儿死亡率,减少患病率和伤残率,消灭和控制某些疾病及遗传病的发生,控制性传播疾病的传播,满足妇女的实际健康需求,提高其生活质量。

3. ①合理安排生活起居,注意锻炼身体与休息;②加强营养,重视蛋白质、维生素、微量元素及钙剂的补充;③注意卫生及心理方面的指导;④防治绝经过渡期月经失调,重视绝经后阴道流血及肿瘤筛查,防治围绝经期综合征。每 1~2 年进行 1 次妇科常见疾病及肿瘤的筛查;若妇女出现月经失调或停经超过半年,应进行避孕指导直至月经停止 12 个月,首选男用避孕套避孕,年龄超过 45 岁的妇女一般不用口服避孕药或注射避孕针,原来采用宫内节育器避孕无不良反应者可继续使用,绝经后半年取出。必要时遵医嘱进行性激素补充治疗,以利身心健康,提高生命质量。

四、案例分析

1. (1) 合理。有未满 1 周岁婴儿的女职工,用人单位不得延长其劳动时间或安排夜班。

(2) 我国规定产后妇女哺乳时间为 1 年,有未满 1 周岁婴儿的女职工,用人单位不得延长其劳动时间或安排夜班;每天的劳动时间内为哺乳期女职工安排 2 次哺乳时间(每次 30min)。同时,用人单位不得在女职工妊娠期、分娩期、哺乳期降低其工资、予以辞退、解除其劳动或聘用合同。

2. (1) 孕期。登记建立保健卡,确定基础体重和血压;进行高危妊娠和遗传性疾病的初筛。

(2) 加强孕妇孕期卫生、性生活、旅行、工作、饮食营养、休息与活动、心理适应等方面的健康教育,识别和预防流产的发生。指导孕妇避免接触有毒、有害物质和宠物,慎用药物;避免高强度工作、高噪声环境和家庭暴力。改变不良生活习惯及生活方式,戒烟、酒,禁吸毒;避免精神刺激,保持心理健康,预防孕期及产后心理问题的发生。

(张英艳)

第二十章　不孕症与辅助生殖技术

练习题

一、名词解释

1. 不孕症

2. 绝对不孕

3. 辅助生殖技术

4. 体外受精与胚胎移植

5. 卵巢过度刺激综合征

二、选择题

（一）A1 型题

1. 有过妊娠而后不孕者称为

    A. 原发不育　　　　　　　B. 继发不育　　　　　　　C. 原发不孕

    D. 继发不孕　　　　　　　E. 相对不孕

2. 下列符合原发性不孕诊断的是

    A. 结婚 2 年,未避孕 1 年,未孕　　　　B. 结婚 3 年,安全期避孕,未孕

    C. 结婚 5 年,未避孕,自然流产 2 次,未孕　　D. 结婚 5 年,避孕套避孕,近半年未避孕未孕

    E. 结婚 5 年,3 年前人工流产,近 2 年未孕

3. 引起继发性不孕症最主要的女方原因是

    A. 排卵障碍　　　　　　　B. 精液异常　　　　　　　C. 盆腔因素

    D. 希恩综合征　　　　　　E. 多囊卵巢综合征

4. 导致男性不育的因素主要有

    A. 精液异常　　　　　　　B. 工作压力　　　　　　　C. 经济负担

    D. 家人患病　　　　　　　E. 精子免疫

5. 在不孕相关辅助检查中,可监测优势卵泡发育情况及同期子宫内膜厚度和形态分型的方法是

    A. 腹腔镜检查　　　　　　B. 超声检查　　　　　　　C. 激素测定

    D. 输卵管通畅检查　　　　E. 基础体温测定

6. 下列属于治疗不孕症关键的项目是

    A. 女方只需监测有无排卵并治疗

    B. 男方体健,不必检查,只需女方诊治

    C. 男、女双方同时全面检查,对因治疗

    D. 女方只需了解输卵管是否通畅,对因治疗

    E. 男方只作一次精液常规,正常者只需检查女方

7. 曼宁（Menning）曾将不孕妇女的心理反应描述为

    A. 否认、震惊、愤怒、内疚、孤独、悲伤和解脱

    B. 愤怒、震惊、否认、内疚、孤独、悲伤和解脱

    C. 震惊、否认、愤怒、内疚、孤独、悲伤和解脱

    D. 内疚、孤独、愤怒、震惊、否认、悲伤和解脱

    E. 孤独、震惊、否认、愤怒、内疚、悲伤和解脱

8. 不孕症妇女既往有婚前性行为、婚外性行为、使用过避孕措施或流产,最容易出现的心理反应是

　　A. 否认　　　　　B. 内疚　　　　　C. 震惊　　　　　D. 孤独　　　　　E. 悲伤

9. 不孕症妇女在哪一个心理反应阶段会出现一些负性的心理状态如挫败、愤怒、自我概念低下、紧张、疲乏、强迫行为、焦虑、歇斯底里、恐惧、抑郁、失望和绝望

　　A. 否认　　　　　B. 内疚　　　　　C. 震惊　　　　　D. 孤独　　　　　E. 解脱

10. 腹腔镜手术后可能感到一侧或双侧肩部疼痛,一般在术后持续多长时间

　　A. 1~2h　　　　B. 2~3h　　　　C. 3~4h　　　　D. 4~5h　　　　E. 5~6h

11. 体外受精-胚胎移植技术中,卵子在体外与精子发生受精并放入试管内培养多长时间

　　A. 1~3h　　　　B. 3~5h　　　　C. 1~3d　　　　D. 3~5d　　　　E. 5~7d

12. 原卫生部规定实施 AID 要严格控制每一位供精者的冷冻精液,最多只能使几名妇女受孕

　　A. 1　　　　　B. 2　　　　　C. 3　　　　　D. 4　　　　　E. 5

13. 试管婴儿的主要适应证是

　　A. 无排卵　　　　　　　　B. 无精症　　　　　　　　C. 免疫性不孕

　　D. 输卵管不通　　　　　　E. 子宫发育不良

14. 体外受精与胚胎移植的第一个步骤是

　　A. 服药和取卵　　　　　　B. 处理精子　　　　　　　C. 体外受精

　　D. 胚胎移植　　　　　　　E. 促进与监测卵泡发育

15. 对不孕症妇女进行基础内分泌测定,测定 FSH、LH、E_2、P、T、PRL 激素基础水平,检查时间为

　　A. 月经来潮前 2~3d　　　B. 排卵前第 3~4d　　　C. 月经干净后 2~3d

　　D. 月经周期第 2~4d　　　E. 月经干净后 4~5d

16. 下列属于轻度卵巢过度刺激综合征表现的是

　　A. 大量腹腔积液　　　　　B. 肝内胆汁淤积症　　　C. 双胎输血综合征

　　D. 腹胀或轻微腹痛　　　　E. 重要脏器血栓

(二) A2 型题

1. 一对因不孕症就诊的夫妻,丈夫已经完成检查无异常。现需要对妻子进行不孕症有关卵巢功能的检查,下列**不必要**的常规检查是

　　A. 腹腔镜检查　　　　　　　　　　B. 基础体温测定

　　C. 阴道细胞学检查　　　　　　　　D. 宫颈黏液涂片检查

　　E. 经前诊断性刮宫或子宫内膜活检

2. 一对不孕症的夫妻,向护士询问有关预测排卵手段,护士需要告知该夫妻无损伤、最简单、花费最少的措施是

　　A. 超声检查　　　　　B. 宫颈评分　　　　　C. 内分泌测定

　　D. 腹腔镜检查　　　　E. 基础体温测定

3. 某不孕症妇女,32 岁,结婚 1 年余,未避孕,未分居,无妊娠史。询问助孕的技巧,下列回答正确的是

　　A. 可以少量饮酒和吸烟　　B. 不要在性交后立即如厕　　C. 性交前使用阴道润滑剂

　　D. 在排卵期减少性交次数　　E. 建议考虑领养孩子

4. 一名 30 岁女性,发育良好,夫妇同居,婚后 3 年未孕,基础体温双相,内膜活检见分泌期图像,输卵管通畅,男子精液检查常规示正常。进一步应选择的试验项目是

　　A. 超声检查　　　　　　　　B. 腹腔镜检查　　　　　　C. 宫腔镜检查

　　D. 阴道镜检查　　　　　　　E. 宫腔镜腹腔镜联合检查

5. 一名 30 岁女性,婚后 5 年未孕。夫妇双方生殖器形态学检查未见异常,为监测有无排卵,可**除外**

　　A. 超声波检查　　　　　　　B. 腹腔镜检查　　　　　　C. 基础体温测定

　　D. 经前诊断性刮宫　　　　　E. 宫颈黏液结晶检查

6. 一名 32 岁女性,婚后 2 年未孕,男方全面检查均正常,在女方诊疗中**错误**的内容是

    A. 必须戒烟,不酗酒　　　　　　　　　　B. 积极治疗内科疾病

    C. 先试验性服用促卵药　　　　　　　　　D. 检查同时增强体质,增进健康

    E. 先评估病史,然后全面检查

7. 一名拟行辅助生殖技术的不孕症妇女,护士对其进行健康指导,在告知病人常见的并发症后,能证明护士健康指导成功的病人表述是

    A. "治疗期间我将采取左侧卧位"　　　　　B. "如果我想抽烟,可以偶尔抽一根"

    C. "我可以每天自行进行阴道冲洗"　　　　D. "做完手术后就可以完全放松了"

    E. "我可能会因为用药而出现下腹部不舒服"

8. 一名 30 岁不孕症妇女告诉护士,自己不孕的原因是曾经的一次婚外性行为及人工流产,并且没有将流产事实告诉她的丈夫,所以得病是一种惩罚。护士最合适的回答是

    A. "不孕症不是一种惩罚,而是一种疾病"　　B. "药物及手术是可以完全治疗你的疾病的"

    C. "告诉我一些你关于这件事情更多的感受"　D. "如果你愿意,你最好去看看心理医师"

    E. "如果你向你的丈夫坦白,就会感觉好些"

9. 一名 38 岁不孕症妇女,已经为此病就诊近 10 年,自我描述"心力交瘁",该病人最有可能的护理诊断/问题是

    A. 应对无效　　与就诊有关

    B. 知识缺乏:缺乏解剖知识和性生殖知识

    C. 情境性自卑　　与月经失调和使用性激素有关

    D. 组织完整性受损　　与反复进行的有关疾病诊治有关

    E. 自尊紊乱　　与不孕症诊治过程中检查繁杂、治疗效果无效有关

10. 一名 32 岁不孕症妇女,护士对其进行常规的护理评估时,病人表达了她对治疗效果的不确定,护士对病人的最佳指导是

    A. "你具体担心哪方面呢?"

    B. "你的担心会影响治疗效果的。"

    C. "你要相信我们医院的技术水平。"

    D. "如果有足够多的钱就可以尝试很多治疗方法。"

    E. "你只要按照医师的要求好好配合就可以了。"

(三) A3 型题

(1~2 题共用题干)

某病人,25 岁,婚后 3 年未孕,16 岁初潮,行经期 8~10d,月经周期 1~3 个月,量中等,无痛经,经夫妇双方检查,男方精液常规正常,女方阴道通畅。宫颈红呈颗粒状,宫颈口见透明分泌物,宫体后位,正常大小,活动,附件未及异常,基础体温测定单相。

1. 该妇女不孕的可能原因是

    A. 子宫后位　　　　　　B. 宫颈炎　　　　　　　C. 无排卵

    D. 黄体萎缩不全　　　　E. 黄体发育不全

2. 应采取的治疗手段是按医嘱

    A. 月经后半期应用孕激素使内膜呈分泌期变化　　B. 应用氯米芬促排卵治疗

    C. 应用维生素 E 提高生育能力　　　　　　　　D. 应用雌激素

    E. 应用 E-P 序贯疗法

(3~5 题共用题干)

某病人,30 岁,发育良好,婚后 2 年未孕,经检查基础体温双相,子宫内膜病理为分泌期改变,男方精液检查常规为正常。

3. 该病人需要做的进一步检查是
    A. 阴道镜检查　　　　　　　B. 女性激素测定　　　　　　C. 输卵管通畅检查
    D. 腹腔镜检查　　　　　　　E. B 超监测卵泡发育
4. 上述检查发现有异常,应选择
    A. 异常部位活检送病理　　　B. 氯米芬促排卵　　　　　　C. 抗感染治疗
    D. 输卵管通液治疗　　　　　E. 服己烯雌酚
5. 如上述检查未发现异常,应继续进行的检查是
    A. 宫腔镜检查　　　　　　　B. 性交后精子穿透力试验　　C. 阴道脱落细胞涂片检查
    D. 宫颈刮片　　　　　　　　E. 子宫输卵管碘油造影

三、简答题

1. 简述不孕症的定义和分类。
2. 简述不孕症的处理原则。
3. 简述对不孕症夫妻的健康史进行护理评估的内容。
4. 简述人工授精的概念和分类。
5. 简述 IVF-ET 的主要步骤。
6. 简述卵巢过度刺激综合征妇女的主要护理措施。

四、案例分析

门诊护士面对一对就诊的不孕症夫妇。该夫妇结婚 3 年余,近 2 年来因不孕夫妇不断到不同等级的综合医院和专科医院就诊不孕不育。经检查:男性少精、弱精,女性患有多囊卵巢综合征。目前夫妻俩感觉筋疲力尽,打算进行医学助孕。

请思考:

1. 该对夫妇不孕的原因可能有哪些?
2. 近 2 年的就诊经历对不孕症妇女可能造成哪些影响?
3. 辅助生殖技术常见的并发症有哪些? 相应的护理措施是什么?

参考答案

一、名词解释

1. 不孕症:女性无避孕性生活至少 12 个月而未受孕,称为不孕症。

2. 绝对不孕:夫妇一方有先天或后天解剖生理方面的缺陷,无法纠正而不能妊娠者称绝对不孕。

3. 辅助生殖技术:也称为医学助孕,指在体外对配子和胚胎采用显微操作技术,帮助不孕夫妇受孕的一组方法。包括人工授精、体外受精和胚胎移植以及在这些技术基础上衍生的各种新技术。

4. 体外受精与胚胎移植:俗称"试管婴儿",指从女性卵巢内取出卵子,在体外与精子发生受精并培养 3~5d,再将发育到卵裂球期或囊胚期阶段的胚胎移植到妇女宫腔内,使其着床发育成胎儿的全过程。

5. 卵巢过度刺激综合征:指诱导排卵药物刺激卵巢后,导致多个卵泡发育、雌激素水平过高及颗粒细胞的黄素化,引起全身血管通透性增加、血液中水分进入体腔和血液成分浓缩等血流动力学病理改变,hCG 升高会加重病理进程。

二、选择题

(一) A1 型题

1. D　　2. A　　3. C　　4. A　　5. B　　6. C　　7. C　　8. B　　9. E　　10. A
11. D　　12. E　　13. D　　14. E　　15. D　　16. D

(二) A2 型题

1. A　　2. E　　3. B　　4. E　　5. B　　6. C　　7. E　　8. C　　9. E　　10. A

（三）A3 型题

1. C　　2. B　　3. C　　4. D　　5. B

三、简答题

1. 女性无避孕性生活至少 12 个月而未受孕,称为不孕症。在男性则称为不育症。按照是否有过妊娠,不孕症可分为原发性和继发性两类,其中从未妊娠者称为原发不孕,有过妊娠而后不孕者称为继发不孕。按照不孕是否可以纠正又分为绝对不孕和相对不孕,夫妇一方有先天或后天解剖生理方面的缺陷,无法纠正而不能妊娠者称绝对不孕;夫妇一方因某种因素阻碍受孕,导致暂时不孕,一旦得到纠正仍能受孕者称相对不孕。

2.（1）良好的生活方式:加强体育锻炼、增强体质、增进健康、保持良好乐观的生活态度,戒烟戒酒,养成良好的生活习惯。

（2）适当增加性知识:了解女性的排卵规律,性交频率适中,以增加受孕机会。同时要考虑到年龄是不孕的重要因素之一,选择恰当的治疗方案应充分估计到女性卵巢的生理年龄、治疗方案合理性和有效性。

（3）针对病因的治疗:有明确病因者针对不孕症的病因进行治疗。女性不孕症的治疗技术主要包括重建输卵管正常解剖关系、促使卵细胞发育成熟、治疗排卵障碍,必要时根据具体情况采用辅助生殖技术。

3. 询问健康史应从家庭、社会、性生殖等方面全面评估既往史和现病史。男女双方健康史都应该进行询问。

（1）男方:询问不育年限、性生活史、性交频率和时间,有无勃起和 / 或射精障碍,近期不育相关检查和治疗经过。既往发育史包括有无影响生育的疾病史及外生殖器外伤、手术史,如有无生殖器官感染史,包括睾丸炎、腮腺炎、前列腺炎、结核病等,手术史包括疝修补术、输精管切除术等病史。了解个人生活习惯、嗜好以及个人职业、生活环境及环境暴露史。

（2）女方:询问年龄、职业、个人生活习惯,需仔细询问不孕相关病史。

1）现病史:包括不孕年限、性生活频率、有无避孕及避孕方式、既往妊娠情况,询问有无盆腹腔痛、白带异常、盆腔包块、既往盆腔炎或附件炎史、盆 / 腹腔手术史等,近期心理、情绪、环境、进食、体重、运动量有无显著变化,有无泌乳、多毛、痤疮等改变。

2）月经史:初潮年龄、周期规律性和频率、经期长短、经量有无变化、有无痛经及严重程度等。

3）婚育史:婚姻状况、孕产史、有无孕产期并发症等。

4）既往史:有无结核病和性传播疾病史以及治疗情况,盆 / 腹腔手术史、自身免疫性疾病史、外伤史以及幼年时的特殊患病史,有无慢性疾病服药史和药物过敏史。

5）其他:有无吸毒史、成瘾性药物、毒物接触史、家族史(特别是家族中有无不孕不育和出生缺陷史)等。

（3）男女双方:男女双方的相关资料包括结婚年龄、婚育史、是否两地分居、性生活情况(性交频率、采用过的避孕措施、有无性交困难)、烟酒嗜好等。家族史要询问家族中有无出生缺陷史。

4. 人工授精是用器械将精子通过非性交方式注入女性生殖道内,使其受孕的一种技术。按照受精部位可分为宫腔内人工授精、宫颈管内人工授精、阴道内人工授精、输卵管内人工授精及直接经腹腔内人工授精。按精液来源不同分为夫精人工授精和供精人工授精两类。按国家法规,目前 AID 精子来源一律由国家卫生健康委员会认定的人类精子库提供和管理。

5.（1）促进与监测卵泡发育:采用药物刺激卵巢诱发排卵以获取较多的卵母细胞供使用。采用 B 型超声测量卵泡直径及测定血 E_2、LH 水平,监测卵泡发育。

（2）取卵:于卵泡发育成熟尚未破裂时,经阴道超声介导下穿刺成熟卵泡,抽取卵泡液找出卵母细胞。

（3）体外受精:取出的卵母细胞放入培养液中培养,使卵子进一步成熟,达到与排卵时相近状态,以提高受精率与卵裂率。优化处理过的精子与卵母细胞在模拟输卵管环境的培养液内混合受精,受精卵在体外培养 3~5d。

（4）胚胎移植:体外培养的受精卵形成卵裂球期或囊胚期胚胎,再移植入子宫腔内。

（5）移植后处理:进行黄体支持。胚胎移植 2 周后测定血或尿 β-hCG 水平,明显增高提示妊娠成功,按高危妊娠加强监测管理。移植 4~5 周后超声检查确定是否宫内临床妊娠。

6. 针对 OHSS 做好预防措施和相应的症状护理、治疗配合。①预防:复习实施 ART 不孕症夫妇的基本资料,采取个体化促排卵、全胚冷冻等策略预防 OHSS 发生。进行避免剧烈运动、体位突变等健康教育,降低附件发生扭转的风险。②早期护理:OHSS 症状发生后,详细评估不孕症女性,早期发现,及时配合治疗和护理。明确治疗原则以增加胶体渗透压扩容为主,防止血栓形成等严重并发症,辅以改善症状和支持。

三、案例分析

1. 阻碍受孕的因素包括女方、男方、男女双方和不明原因。女方不孕因素包括盆腔因素、排卵障碍,该女性患有多囊卵巢综合征。男方不育因素包括精液异常和男性性功能障碍,该男性少精、弱精。男女双方因素包括缺乏性生活的基本知识、精神因素、免疫因素。该对夫妇女方不孕因素为多囊卵巢综合征,男方不育因素为少精和弱精。

2. 不孕症对女性心理 - 社会方面的影响体现在心理、生理、社会和经济等方面。

(1) 心理影响:一旦妇女被确定患有不孕症之后,立刻出现一种"不孕危机"的情绪状态。不孕症的诊断检查和治疗漫长而复杂,极大地影响了妇女的生活,包括生理、精神、工作等。许多不孕症的诊断检查往往是介入性的,既引起女性的不适又花费很多的时间,所以在此期间妇女往往出现抑郁、丧失自尊、丧失性快感、丧失自信、丧失希望。

曼宁(Menning)曾将不孕妇女的心理反应描述为震惊、否认、愤怒、内疚、孤独、悲伤和解脱。

1) 震惊:因为生育能力被认为是女性的自然职能,所以对不孕症诊断的第一反应是震惊。以前使用过避孕措施的女性对此诊断感到惊讶,对自己的生活向来具有控制感的女性也明显会表现出惊讶。

2) 否认:这也是不孕妇女经常出现的一种心理反应,特别是被确诊为绝对不孕症之后妇女的强烈反应。如果否认持续时间过久,将会影响到妇女的心理健康,因此尽量帮助妇女缩短此期反应。

3) 愤怒:在得到确诊不孕症的临床和试验结果后,否认常常无法再持续下去,检查过程中的挫折感、失望感以及困窘感会同时暴发。愤怒可能直接向配偶发泄,也会对其他亲人、朋友等关系密切者发泄,或对医院的治疗方案表示不满,以宣泄心中的情绪。

4) 内疚和孤独:缺少社会支持者常常出现的一种心理反应。有时内疚感也可能来源于既往的婚前性行为、婚外性行为、使用过避孕措施或流产。仅仅为了不想让自己陷入不孕的痛苦的心理状态中,不孕妇女往往不再和以往有孩子的朋友或亲戚交往,和男性相比,女性更多时候一个人忍受内疚和孤独。这种心理可能导致夫妇缺乏交流、降低性生活的快乐,造成婚姻的压力和紧张。

5) 悲伤:诊断确定之后妇女的一种明显的反应。悲伤源于生活中的丧失,如丧失孩子、丧失生育能力等。

6) 解脱:解脱并不代表对不孕的接受,而是在检查和治疗过程当中反复忙碌以求结果。此阶段会出现一些负性的心理状态,如挫败、愤怒、自我概念低下、紧张、疲乏、强迫行为、焦虑、歇斯底里、恐惧、抑郁、失望和绝望。

(2) 生理影响:生理的影响多来源于激素治疗和辅助生殖技术治疗过程。即使不孕的原因在于男性,但大多数的介入性治疗方案(比如试管婴儿)仍由女性承担,女性不断经历着检查、服药、手术等既费时又痛苦的过程。

(3) 社会和文化的影响:即使确诊不孕的因素在于男方,一些文化方面的原因使人们也常常把不孕的责任更多地归结为女性因素。

(4) 经济影响:不孕妇女不断寻求检查和治疗,此过程对妇女在生理、情感和经济方面造成很大的压力和不良影响。不孕症的诊疗过程中,涉及的疾病经济负担主要包括以下 3 个方面:

1) 直接经济负担:包括直接医疗费用和直接非医疗费用。①直接医疗费用指与不孕症诊断和治疗相关的门诊、住院、急诊、手术、化验、药费、检查等各项费用。不孕症的诊断费用高于不育症的诊断费用,某些辅助生殖技术的治疗费用均需个人自付也增加了不孕症夫妇的经济负担。②直接非医疗费用指就医引起的伙食、住宿、交通费等。由于不孕症诊断和治疗常常需要夫妻双方同时就医,增加了直接非医疗费用。

2) 间接经济负担:指因为疾病而误工所导致的经济损失。不孕症反复的检查和治疗有时导致不孕症妇女请假或不得不辞去工作,因此会加重家庭经济负担。

3) 无形经济负担:指病人及亲友因疾病和伤害给家庭和本人造成的痛苦、悲哀与不便所带来的生活质量的下降或因该疾病而引起的相关疾病所带来的其他花费,同时也包括其他在直接和间接成本中不能体现出来的负担。在辅助生殖技术治疗中的并发症的发生及其治疗将加重不孕症妇女的经济压力。

3. ART 中常见的并发症包括卵巢过度刺激综合征、多胎妊娠、器官损伤、心理问题及其他早期和远期并发症。

(1) 卵巢过度刺激综合征:针对 OHSS 做好预防措施和相应的症状护理、治疗配合。①预防:复习实施 ART 不孕症夫妇的基本资料,采取个体化促排卵、全胚冷冻等策略预防 OHSS 发生。进行避免剧烈运动、体位突变等健康教育,降低附件发生扭转的风险。②早期护理:OHSS 症状发生后,详细评估不孕症女性,早期发现,及时配合治疗和护理。明确治疗原则以增加胶体渗透压扩容为主,防止血栓形成等严重并发症,辅以改善症状和支持。

(2) 多胎妊娠:严格遵循我国《人类辅助生殖技术规范》,限制移植的胚胎数目在 2~3 个。有些国家已经采用了单胚胎移植的概念和技术,以减少双胎妊娠、杜绝三胎及以上多胎妊娠。对于多胎妊娠(三胎以上妊娠)者,可在孕早期或孕中期实施选择性胚胎减灭术。

(3) 器官损伤:首先要预防损伤,熟悉解剖结构,取卵前排空膀胱,术中选择合理取卵径线,提高责任心。一旦出现损伤,嘱其增加饮水量。必要时留置尿管及膀胱冲洗。持续出血需急诊膀胱镜下止血。

(4) 心理问题:关注 ART 对不孕症妇女造成的情感和精神压力,理解不孕及其治疗对不孕症夫妇的共同影响和对不孕症妇女的心理影响,讲解每一种辅助生殖技术的适应证、禁忌证、常见并发症及危害,帮助夫妻两人进行良好沟通。同时,了解不孕症妇女常用的心理应对方式,帮助不孕症妇女寻找更加适宜的应对方式,以应对不同辅助生殖技术不同周期的心理应激,提高其生活质量和婚姻质量。

(5) 其他并发症:ART 中要特别注意观察发生异位妊娠、多部位妊娠等早期并发症和妇女远期恶性肿瘤等远期并发症的可能,做到早发现、早诊断、早治疗和早护理。

(顾　炜)

第二十一章　计划生育妇女的护理

练习题

一、名词解释

1. 计划生育

2. 避孕

3. 宫内节育器避孕

4. 紧急避孕

5. 女性绝育

6. 输卵管绝育术

7. 人工流产

8. 人工流产综合反应

9. 安全期避孕

10. 药物流产

二、选择题

（一）A1 型题

1. 避孕的主要措施**不包括**

    A. 应用男用避孕套   B. 放置宫内节育器   C. 实施人工流产术

    D. 口服避孕药   E. 皮下埋植避孕剂

2. 有关宫内节育器避孕原理，正确的是

    A. 抑制卵巢排卵   B. 阻止精子进入宫腔及输卵管

    C. 杀精毒胚，干扰受精卵着床   D. 干扰下丘脑 - 垂体 - 卵巢轴

    E. 干扰受精卵着床

3. 下列情况可以放置 IUD 的是

    A. 子宫脱垂 I 度轻型   B. 宫颈癌   C. 重度陈旧性宫颈裂伤

    D. 滴虫性阴道炎   E. 宫颈内口过松

4. 具有防止性传播疾病作用的避孕方法是

    A. 安全期避孕   B. 应用避孕套   C. 应用阴道杀精剂

    D. 按规定口服避孕药   E. 放置宫内节育器

5. 下列**不是**取出 IUD 的适应证的是

    A. 节育器异位   B. 男方或女方已做绝育术

    C. 放置期限已满需更换者   D. 带器妊娠者

    E. 急性宫颈炎

6. 下列 IUD 常规放置时间**错误**的是

    A. 月经干净后 3~7d 内   B. 中期妊娠引产术后 24h 内

    C. 剖宫产术后 6 个月   D. 紧急避孕应在性交后 5d 内

    E. 含孕激素 IUD 在月经干净后放置

7. 下列**不是**口服避孕药禁忌证的是

    A. 急、慢性肝炎   B. 血栓性疾病   C. 哺乳期

    D. 慢性宫颈炎   E. 糖尿病需用胰岛素控制者

8. 有关激素避孕，下列说法**错误**的是

    A. 口服避孕药包括复方短效口服避孕药和复方长效口服避孕药

    B. 复方短效口服避孕药中孕激素结构更接近天然孕酮

    C. 皮下埋植剂是一种缓释系统的避孕剂

    D. 53 号避孕药是探亲避孕片

    E. 紧急避孕是一种常规避孕方法

9. 下列情况中，**不适宜**放置 IUD 的是

    A. 自然流产于月经复潮后   B. 双子宫

    C. 产后 42d 恶露已净，子宫正常大小   D. 月经干净后 3~7d 无性交

    E. 剖宫产术后半年

10. 激素避孕的原理**不包括**

    A. 抑制排卵   B. 改变宫颈黏液性状   C. 改变子宫内膜形态

    D. 改变输卵管的功能   E. 降低精子的活动度

11. 有关宫内节育器放置时间，下列正确的是

    A. 剖宫产术后 1 年   B. 中期妊娠引产术后 48h 内

    C. 月经干净后 10d 为宜   D. 药物流产 1 次正常月经后

    E. 紧急避孕应在性交后 5d 内

12. 关于宫内节育器的并发症,下列**错误**的是
    A. IUD 嵌顿可能由于放置时间过长引起
    B. 哺乳期子宫壁薄且软,极易发生子宫穿孔
    C. IUD 脱落常发生在排卵期
    D. 带器妊娠一旦被确诊,行人工流产终止妊娠
    E. IUD 尾丝过长可能导致上行性感染

13. 有关甾体激素避孕药的用法,下列**错误**的是
    A. 短效口服避孕药单相片用法是自月经周期第 5d 起,每晚 1 片,连服 22d 不间断
    B. 长效避孕针复合制剂每 3 个月肌注 1 次即可
    C. 皮下埋植剂是一种缓释系统避孕药
    D. 阴道避孕环于月经干净后放入阴道后穹窿或套在宫颈上
    E. 探亲避孕药适用于短期探亲夫妇

14. 有关安全期避孕,下列**错误**的是
    A. 又称自然避孕
    B. 包括日历表法、基础体温法等
    C. 安全期避孕更安全
    D. 排卵前后 4~5d 内为易受孕期
    E. 排卵过程受情绪、健康状况等多种因素影响

15. 有关经腹输卵管绝育术的手术时间,下列**错误**的是
    A. 未孕者月经干净后 3~4d
    B. 人工流产宜在 48h 内
    C. 分娩后 3~7d
    D. 剖宫产同时可做绝育
    E. 哺乳期或闭经妇女绝育须先排除早孕

16. 下列可行手术流产的情况是
    A. 因各种疾病不宜继续妊娠
    B. 生殖器官急性炎症
    C. 急性传染病
    D. 全身状况不良
    E. 术前两次体温均在 39℃ 以上

17. 关于手术流产并发症及处理,下列**错误**的是
    A. 人工流产综合反应主要与宫体及宫颈受机械性刺激导致迷走神经兴奋有关
    B. 术者未查清子宫位置或技术不熟练可能造成子宫穿孔
    C. 术后感染者需平卧位
    D. 羊水栓塞偶发于钳刮术
    E. 一旦发现漏吸,应重新探查宫腔,再行吸宫术

18. 关于水囊引产,下列**错误**的是
    A. 水囊注水量不超过 500ml
    B. 放置水囊不得超过 2 次
    C. 再次放置水囊应在前次取出水囊 24h 之后
    D. 放置水囊后定时测量体温
    E. 若宫缩过强、出血较多或体温超过 38℃,应提前取出水囊

19. 下列**不是**手术流产的近期并发症的是
    A. 术中出血
    B. 宫颈粘连
    C. 人工流产综合反应
    D. 吸宫不全
    E. 漏吸

20. 关于药物流产的适应证及禁忌证,下列**错误**的是
    A. 早期妊娠≤49d 可门诊药物流产
    B. 本人自愿要求,B 超确诊宫内妊娠
    C. 妊娠 >49d 绝对避免药物流产
    D. 瘢痕子宫早期妊娠可药物流产
    E. 青光眼、哮喘患者禁用

（二）A2 型题

1. 王某,女,24 岁,和丈夫新婚,双方体健,计划半年后受孕,目前应选用的最佳避孕方法是

    A. 男用避孕套　　　　　　　　B. 安全期避孕　　　　　　　　C. 口服避孕药

    D. 宫内节育器　　　　　　　　E. 皮下埋植法避孕

2. 石某,女,44 岁,妇科检查发现子宫脱垂Ⅱ度重型,既往曾患乙型肝炎,首选的避孕方法是

    A. 放置宫内节育器　　　　　　B. 口服避孕药　　　　　　　　C. 注射长效针避孕

    D. 皮下埋植避孕剂　　　　　　E. 应用避孕套

3. 张某,女,剖宫产术后 7 个月,母乳喂养,希望采取长效避孕措施,最适宜的是

    A. 口服避孕药　　　　　　　　B. 放置宫内节育器　　　　　　C. 注射长效避孕针

    D. 皮下埋植避孕剂　　　　　　E. 应用避孕套

4. 刘女士,32 岁,G_1P_1,放置了宫内节育器,下列护士提供的术后健康指导,说法**错误**的是

    A. 术后休息 3d

    B. 术后 3 个月每次行经或排便时注意有无 IUD 脱落

    C. 术后 2 周内禁止性生活及盆浴

    D. IUD 放置后 9、12 个月各复查 1 次

    E. 避免重体力劳动 1 周

5. 孙某,女,32 岁,2-0-0-2。口服避孕药有明显胃肠道反应,妇科检查宫颈内口松弛,拟用长效避孕针避孕,下列使用方法正确的是

    A. 庚炔诺酮避孕针,每隔 3 个月注射 1 针

    B. 醋酸甲羟孕酮避孕针,每隔 2 个月肌内注射 1 次

    C. 雌、孕激素复合制剂第 2 个月于每次月经周期第 5~7d 肌内注射 1 支

    D. 雌、孕激素复合制剂首次应于月经周期第 5d 和第 12d 各肌内注射 1 支

    E. 雌、孕激素复合制剂对乳汁的质和量影响小,适用于哺乳期妇女

6. 梁某,女,33 岁,身体健康,1-0-1-1,妊娠 20 周,因胎儿畸形需终止妊娠。B 型超声检查:BPD 5.3cm,胎头、脊柱完整连续,胎心、胎动良好,胎盘位于子宫后壁,0 级,羊水最大深度 4.5cm。应采用的终止妊娠方法是

    A. 钳刮术　　　　　　　　　　　　　　　B. 负压吸引术

    C. 药物流产　　　　　　　　　　　　　　D. 小剂量缩宫素静脉滴注

    E. 依沙吖啶引产

7. 李某,女,35 岁,哺乳期妊娠,预行手术流产,在手术流产过程中,医生突然感到吸管无阻力,进入宫腔深度超过原来探测深度,此时适宜的措施是

    A. 立即剖腹探查　　　　　　　B. 立即注射缩宫素　　　　　　C. 立即停止手术

    D. 立即给予输血　　　　　　　E. 立即给予 B 超

8. 周女士,放置宫内节育器术后 2 个月来,一直月经量增多,前来咨询,护士提供的护理措施**不适宜**的是

    A. 告知其阴道流血是 IUD 常见的不良反应

    B. 建议其立即取出 IUD,改用其他避孕方法

    C. 建议其遵医嘱应用前列腺素合成酶抑制剂

    D. 建议其遵医嘱应用氨基己酸

    E. 建议其可适当补充铁剂

9. 杨女士在口服避孕药期间出现少量阴道流血,分析可能的原因是

    A. 雌激素过多　　　　　　　　B. 孕激素过多　　　　　　　　C. 雄激素过多

    D. 雌激素不足　　　　　　　　E. 雄激素不足

10. 刘女士在钳刮术中突然出现面色苍白、血压下降、胸痛、呼吸困难,应考虑

    A. 吸宫不全   B. 子宫穿孔   C. 羊水栓塞

    D. 精神紧张   E. 人工流产综合征

11. 王女士,G_1P_1,希望采用配方合理、避孕效果可靠且不良反应少的短效口服避孕药避孕,下列避孕药中**不符合**上述条件的是

    A. 炔诺酮探亲片   B. 复方炔诺酮片   C. 复方甲地孕酮片

    D. 屈螺酮炔雌醇片   E. 复方去氧孕烯片

12. 刘女士,拟去外地探望丈夫 10d,下列避孕药中探亲期使用的是

    A. 复方甲地孕酮片   B. 复方炔诺酮片   C. 屈螺酮炔雌醇片

    D. 左炔诺孕酮三相片   E. 53 号避孕药

13. 吴女士,手术流产后 12d 依然有阴道流血,血量较多,无腹痛及发热,最可能是

    A. 吸宫不全   B. 子宫穿孔   C. 人工流产综合反应

    D. 术后感染   E. 漏吸

14. 潘女士,手术流产后出现发热、下腹痛、白带混浊、不规则阴道流血,妇科检查附件区有压痛,最可能是

    A. 吸宫不全   B. 子宫穿孔   C. 人工流产综合反应

    D. 术后感染   E. 漏吸

15. 秦女士,35 岁,G_1P_1,患有肝硬化,宜采用的避孕方法是

    A. 放置宫内节育器   B. 男用避孕套   C. 口服避孕药

    D. 避孕贴剂   E. 使用长效避孕针

16. 刘女士,35 岁,G_4P_3,身体健康,**不建议**采取的计划生育措施是

    A. 口服避孕药   B. 安全期避孕   C. 男用阴茎套

    D. 输卵管结扎术   E. 宫内节育器

17. 齐女士,26 岁,已婚,既往体健,G_1P_1,因早孕期间误服多种药物,要求人工流产。术中张女士突然出现血压下降、面色苍白、头晕、胸闷、大汗淋漓,应考虑

    A. 子宫穿孔   B. 人工流产综合反应   C. 低血容量休克

    D. 精神紧张   E. 吸宫不全

18. 曾女士,26 岁,妊娠 60d 要求终止妊娠,目前最常用的方法是

    A. 药物流产   B. 负压吸宫术   C. 钳刮术

    D. 静脉滴注缩宫素   E. 依沙吖啶羊膜腔内注射

19. 周女士,37 岁,人工流产多次,1 个月前行负压吸引术终止妊娠,术后阴道流血超过 10d,血量过多,前来就诊,以下**错误**的是

    A. B 型超声检查有助于诊断   B. 尽早行刮宫术

    C. 刮出物送病理检查   D. 是手术流产常见远期并发症

    E. 术后用抗生素预防感染

20. 李女士,27 岁,手术流产行负压吸引术中突感胸闷、头晕,出冷汗。护士立即测血压 72/39mmHg,心率 42 次/min,应使用的药物是

    A. 肾上腺素   B. 利多卡因   C. 阿托品

    D. 地西泮   E. 多巴胺

（三）A3 型题

（1~2 题共用题干）

30 岁女性,既往健康,采用短效口服避孕药避孕,在服药第 7d 未能按时服药,出现少量阴道流血,第 2d 下午前来就诊。妇科检查阴道内有少量血液,余未见异常。

1. 阴道流血最可能的原因是

    A. 性交接触性出血　　　　B. 性激素水平不足　　　　C. 性激素水平过高

    D. 月经来潮　　　　　　　E. 凝血功能障碍

2. 医护人员应给予的正确指导是

    A. 每晚加服炔雌醇 1 片 (0.005mg)，与避孕药同时服至 22d

    B. 每晚加服避孕药 1 片至 22d 停药

    C. 每晚减服避孕药 1/2 片至 22d 停药

    D. 停药，待月经第 5d 开始按规定重新服药

    E. 补服短效口服避孕药 1 片

（3~4 题共用题干）

34 岁女性，1-0-2-1，既往月经规律，经量正常，放置宫内节育器 4 个月，一直经期延长、经量增多，有血块，前来就诊。妇科 B 型超声检查：子宫正常大小，宫腔内可见节育器，位置正常，双附件未见异常。

3. 拟采取的护理措施中**不正确**的是

    A. 按医嘱给予前列腺素合成酶抑制剂　　　B. 按医嘱给予抗生素

    C. 建议其适当补充铁剂　　　　　　　　　D. 建议其适当增加营养

    E. 为减少出血，嘱其绝对卧床休息

4. 若经药物治疗无效，应考虑

    A. 输血、输液　　　　　　B. 行子宫次全切除　　　　C. 行全子宫切除术

    D. 取出节育器　　　　　　E. 继续观察

（5~7 题共用题干）

24 岁女性，因早孕要求终止妊娠。行人工流产术即将结束前，突然出现心率缓慢、胸闷、出汗及面色苍白等征象。

5. 可初步诊断为

    A. 失血性休克　　　　　　B. 人工流产综合反应　　　C. 神经官能症

    D. 心绞痛　　　　　　　　E. 子宫穿孔

6. 下列因素与症状发生**无关**的是

    A. 受术者精神紧张　　　　B. 宫颈过度扩张、牵拉　　C. 交感神经兴奋

    D. 手术疼痛刺激　　　　　E. 受术者身体状况

7. 为迅速缓解症状，应采取的措施是

    A. 立即输液　　　　　　　B. 剖腹探查　　　　　　　C. 静脉滴注地塞米松 5mg

    D. 静脉注射阿托品 1mg　　E. 心肺复苏

（8~9 题共用题干）

30 岁女性，足月顺产后 3 个月，母乳喂养，月经尚未复潮，排除早孕，无肝肾疾病史。到门诊咨询避孕措施。

8. 该妇女**不宜**采用的避孕方法是

    A. 口服避孕药　　　　　　B. 女用避孕套　　　　　　C. 男用阴茎套

    D. 皮下埋植避孕　　　　　E. 宫内节育器

9. 该妇女选择避孕措施应最优先考虑的是

    A. 使用简便　　　　　　　B. 可随时取出　　　　　　C. 阴道流血量少

    D. 取出后恢复生育功能迅速　E. 不影响乳汁质量

（10~12 题共用题干）

刘某，女，26 岁，1-0-1-1，月经规律，昨日在未采取避孕措施下与男友发生性关系，担心妊娠而前来咨询。

10. 若服用紧急避孕药,最迟的服药时间是
    A. 性生活后 6h 内　　　　B. 性生活后 12h 内　　　　C. 性生活后 24h 内
    D. 性生活后 36h 内　　　　E. 性生活后 72h 内

11. 关于紧急避孕方法及药物选择,下列**不适合**的是
    A. 复方避孕片　　　　B. 复方左炔诺孕酮片　　　　C. 左炔诺孕酮片
    D. 米非司酮　　　　E. 宫内节育器

12. 若采用 IUD 避孕,放置时间应最迟在
    A. 性生活后 1d 内　　　　B. 性生活后 2d 内　　　　C. 性生活后 3d 内
    D. 性生活后 4d 内　　　　E. 性生活后 5d 内

(13~15 题共用题干)

陈女士,35 岁,G_3P_2,平素月经规律,经量正常,既往体健,无生殖器官炎症,无血栓性疾病。欲选择含孕激素 IUD 放置。

13. 下列 IUD 符合要求的是
    A. TCu-380A　　　　B. LNG-IUD　　　　C. 母体乐 IUD
    D. 吉妮 IUD　　　　E. 含吲哚美辛 IUD

14. 此种 IUD 最可能出现的副作用是
    A. 脱落率高　　　　B. 腰腹酸胀感　　　　C. 感染
    D. 点滴出血　　　　E. 带器妊娠率高

15. 针对其最可能出现的副作用,护理措施正确的是
    A. 绝对卧床　　　　　　　　　　B. 尽早取出 IUD
    C. 一般不需处理,3~6 个月后逐渐恢复　　　　D. 立即改用男性避孕套
    E. B 超探查

(16~17 题共用题干)

谭女士,38 岁,G_5P_2,既往月经规律,现停经 60d。平时许多避孕方法都试过,效果不佳,此次属于意外妊娠。妇科检查:外阴发育正常,已婚已产型;阴道通畅,无畸形,分泌物量少;宫体前倾前屈位,妊娠 50d 大小。夫妇双方不愿再生育,要求行人工流产及输卵管绝育术。

16. 输卵管绝育术最佳手术时间是
    A. 人工流产 48h 内　　　　B. 人工流产 72h 内　　　　C. 人工流产 1 周内
    D. 人工流产 1 个月内　　　　E. 人工流产子宫恢复后

17. 输卵管绝育术术后护理措施下列说法**错误**的是
    A. 观察受术者生命体征　　　　B. 保持腹部切口敷料干燥　　　　C. 术后休息 3~4 周
    D. 禁止性生活 1 周　　　　E. 鼓励受术者及早排尿

(18~19 题共用题干)

李女士,30 岁,G_4P_2,2-0-1-2,二孩 3 岁,平素月经规律,采取安全期避孕方法。现停经 45d,B 型超声显示宫内妊娠,孕囊大小 16mm×18mm,内见卵黄囊及胚芽,芽长 5mm,无生育计划,要求药物流产终止妊娠。

18. 下列组合是临床常用药物的是
    A. 米非司酮 + 催产素　　　　B. 米非司酮 + 米索前列醇
    C. 米非司酮 + 复方炔诺酮片　　　　D. 米索前列醇 + 催产素
    E. 麦角新碱 + 米索前列醇

19. 护士告知李女士药物流产不良反应**错误**的是
    A. 恶心、呕吐　　　　B. 腹泻　　　　C. 阴道出血时间长
    D. 阴道出血量较多　　　　E. 感染

（四）A4 型题

（1~4 题共用题干）

李女士，28 岁，G$_3$P$_2$，因停经 48d 来院就诊。有哮喘史。B 超提示宫内妊娠，因无生育计划要求终止妊娠。

1. 下列终止妊娠的方法最适合李女士的是
  A. 负压吸引术   B. 钳刮术   C. 药物流产
  D. 水囊引产   E. 依沙吖啶引产

2. 终止妊娠过程中李女士突然出现血压下降、胸闷、大汗淋漓，应考虑发生了
  A. 神经官能症   B. 出血性休克   C. 羊水栓塞
  D. 人工流产综合反应 E. 哮喘大发作

3. 为迅速缓解症状，应选用的药物是
  A. 地西泮   B. 多巴胺   C. 地塞米松
  D. 阿托品   E. 喘定

4. 术后 15d，李女士仍有不规则阴道流血，伴小血块，宫缩剂治疗无效，体温正常，应考虑为
  A. 漏吸   B. 吸宫不全   C. 子宫复旧不良
  D. 月经不调   E. 术后感染

三、简答题

1. 请简述甾体激素的避孕原理。

2. 请简述放置 IUD 的并发症。

3. 请简述手术流产的并发症。

4. 请简述发生 IUD 嵌顿的可能原因。

5. 请简述发生 IUD 脱落的可能原因。

6. 请简述药物避孕的副作用。

7. 请简述放置 IUD 的时间。

8. 请简述 IUD 放置术后的健康指导。

9. 请简述 IUD 避孕的副作用及护理要点。

10. 请简述紧急避孕药的用法。

11. 请简述缓释避孕药的种类。

12. 请简述外用避孕药具的种类。

13. 请简述经腹输卵管结扎术的术后并发症。

14. 请简述经腹输卵管结扎术的术后护理要点。

15. 请简述手术流产发生子宫穿孔的可能原因。

16. 请简述药物流产的护理要点。

17. 请简述中期引产的术后护理要点。

18. 请简述药物流产的用药方法。

19. 请简述放置水囊引产的注意事项。

四、案例分析

1. 陈女士，27 岁，已婚，因产后 6 个月不知采取何种避孕方法前来医院咨询。陈女士 6 个月前自然分娩 1 对双胞胎女婴，产后一直坚持母乳喂养至今，现月经复潮 1 次，经量适中，无生育计划前来咨询避孕方法。既往体健，15 岁初潮，平素月经规律，周期 28~30d，经期 3~5d，经量适中，无痛经。未孕时曾服用过短效避孕药，不良反应较重。无高血压、糖尿病等病史。B 型超声检查子宫附件无异常。体格检查：体温 36.8℃，脉搏 76 次 /min，呼吸 19 次 /min，血压 110/70mmHg。血常规、阴道分泌物检查正常。

请思考：

（1）请为该女士选择合适的避孕方法。

（2）选择该方法的依据是什么？

（3）所选择的避孕方法有哪些副作用？

（4）该避孕方法相应的护理要点有哪些？

2. 李女士，35岁，G_6P_3，停经50d来院就诊。B型超声检查提示宫腔内早孕，节育环下移。因无生育计划要求终止妊娠及经腹输卵管结扎术。该女士平素月经周期规律，育有3孩，其中自然分娩1次，剖宫产2次，口服避孕药反应重，半年前采用IUD避孕。妇科检查：外阴发育良好，阴道通畅，黏膜略平滑，分泌物无色、量少；宫颈光滑，质硬；宫体前倾前屈位，活动良好；双附件未触及异常。血常规、凝血功能检查正常。

请思考：

（1）输卵管绝育术后的护理要点有哪些？

（2）输卵管绝育术的术后并发症及防治措施有哪些？

（3）输卵管绝育术合适的手术时间是什么时候？

3. 张女士，26岁，已婚，因停经45d要求终止妊娠前来就诊。因曾误服多种药物，自愿要求终止妊娠，希望采用药物流产。未曾生育，无流产史。既往体健，无心血管疾病、青光眼、血液疾病等。尿hCG阳性，B型超声显示宫内妊娠，孕囊大小18mm×20mm，内见卵黄囊及胚芽，芽长4mm。

请思考：

（1）该女士是否可进行药物流产？

（2）如若可行药物流产，其用药方法有哪些？

（3）药物流产的护理要点是什么？

4. 王女士，32岁，已婚，因停经56d来院就诊。尿妊娠试验阳性，B型超声检查于宫腔内探及妊娠囊。该女士平素月经规律。已育有2孩，曾有2次人工流产史。既往体健，无生殖器官炎症，无血栓性疾病。平时采用安全期避孕，此次属于意外妊娠，要求行人工流产。体格检查：体温36.8℃，血压110/65mmHg，心率78次/min，呼吸20次/min。身体检查无异常发现。

请思考：

（1）如何为实施人工流产术的该女士提供相应的护理？

（2）该女士人工流产术后，可以采取哪些方式避孕？

5. 李女士，40岁，已婚，因单位体检提示IUD下移前来医院咨询。曾剖宫产2孩，9年来一直采用带铜IUD避孕。平常月经规律，周期28~30d，经期3~5d，经量适中，无痛经。既往体健，无高血压、糖尿病。B型超声检查子宫附件无异常，节育环下移至宫颈。体格检查：体温36.3℃，脉搏72次/min，呼吸18次/min，血压120/60mmHg，血常规、阴道分泌物检查正常。

请思考：

（1）对该女士最适宜的操作是什么？

（2）该操作的注意要点及护理要点是什么？

6. 刘女士，28岁，已婚，现停经56d，无生育计划，要求终止妊娠前来就诊。5年前自然分娩一健康男婴。平素采用药物避孕，自诉未规律服药。既往体健，无高血压、糖尿病，无生殖器官炎症。尿妊娠试验阳性，B型超声显示宫内妊娠，孕囊大小35mm×52mm，内见卵黄囊及胚芽，芽长15mm。在医生为其行人工流产术过程中，该女士突然出现恶心呕吐、面色苍白、大汗淋漓、头晕、胸闷。体格检查，血压85/60mmHg，心率50次/min。

请思考：

（1）该女士可能出现了什么情况？

（2）其发生的原因有哪些？

（3）对该女士的护理要点有哪些？

参考答案

一、名词解释

1. 计划生育:是通过采用科学的方法实施生育调节,调控人口数量,加强母婴保健,提高人口素质,使人口增长与经济、资源、环境和社会发展计划相适应。

2. 避孕:是计划生育的重要组成部分,是指采用药物、器具及利用妇女的生殖生理自然规律,在不妨碍正常性生活和身心健康的情况下,使妇女暂时不受孕。

3. 宫内节育器避孕:是将避孕器具放置于子宫腔内,通过局部组织对它的各种反应而达到避孕效果,是一种安全、有效、简便、经济、可逆的避孕方法,为我国育龄妇女所接受并广泛使用。

4. 紧急避孕:又称房事后避孕,是指在无保护性生活或避孕失败后的几小时或几日内,妇女为防止非意愿妊娠而采取的避孕方法,包括放置宫内节育器和口服紧急避孕药。

5. 女性绝育:女性通过手术或药物达到永远不生育的目的。

6. 输卵管绝育术:是指通过手术将输卵管结扎或用药物使输卵管腔粘连堵塞,阻断精子与卵子相遇而达到绝育目的,是一种安全、永久性节育措施,不影响受术者机体生理功能。

7. 人工流产:指因意外妊娠、疾病等原因而采用人工方法终止妊娠,是避孕失败的补救方法。

8. 人工流产综合反应:是指手术时疼痛或局部刺激,使受术者在术中或术毕出现恶心呕吐、心动过缓、心律不齐、面色苍白、头昏、胸闷、大汗淋漓,严重者甚至出现血压下降、昏厥、抽搐等迷走神经兴奋症状。

9. 安全期避孕:又称自然避孕,是根据妇女的自然生理规律,不用任何避孕药物或器具,选择在月经周期中的易受孕期进行禁欲而达到避孕目的。包括日历表法、基础体温法、宫颈黏液观察法。该方法并不可靠,失败率高,不宜推广。

10. 药物流产:是指应用药物终止早期妊娠的一种避孕失败的补救措施。目前临床常用药物为米非司酮与米索前列醇。

二、选择题

(一) A1 型题

1. C	2. C	3. A	4. B	5. E	6. E	7. D	8. E	9. B	10. E
11. E	12. C	13. B	14. C	15. C	16. A	17. C	18. C	19. B	20. C

(二) A2 型题

1. A	2. E	3. B	4. D	5. D	6. E	7. C	8. B	9. D	10. C
11. A	12. E	13. A	14. D	15. B	16. B	17. B	18. E	19. D	20. C

(三) A3 型题

1. B	2. A	3. E	4. D	5. B	6. C	7. D	8. A	9. E	10. E
11. A	12. E	13. B	14. D	15. C	16. A	17. D	18. B	19. E	

(四) A4 型题

1. A	2. D	3. D	4. B

三、简答题

1. 甾体激素的避孕原理:①抑制排卵;②干扰受精和受精卵着床。

2. 放置 IUD 的并发症:①感染;②IUD 异位;③IUD 嵌顿或断裂;④IUD 下移或脱落;⑤带器妊娠。

3. 手术流产的并发症:①术中出血;②子宫穿孔;③人工流产综合反应;④漏吸或空吸;⑤吸宫不全;⑥术后感染;⑦羊水栓塞;⑧远期并发症:宫颈粘连、宫腔粘连、月经失调、慢性盆腔炎、继发性不孕等。

4. 发生 IUD 嵌顿的可能原因:①放置 IUD 时损伤子宫壁;②放置时间过长;③绝经后取 IUD 过晚。

5. IUD 脱落主要由于:① IUD 与宫腔大小、形态不符;②放置时操作不规范,IUD 放置未达宫底部;③宫颈内口松弛及子宫过度敏感;④月经过多。

6. 药物避孕的副作用:①类早孕反应;②不规则阴道流血;③闭经;④色素沉着;⑤体重增加;⑥其他,个别妇女服药后出现头痛、复视、乳房胀痛等。

7. 放置 IUD 的时间:①月经干净后 3~7d 内且无性交为宜;②产后 42d 恶露已净,会阴伤口愈合,子宫恢复正常;③剖宫产术后半年;④人工流产后,中期妊娠引产术后 24h 内或清宫术后(子宫收缩不良、出血过多或有感染可能者除外);⑤含孕激素 IUD 在月经第 4~7d 放置;⑥自然流产于月经复潮后放置,药物流产 2 次正常月经后放置;⑦哺乳期放置应先排除早孕;⑧紧急避孕应在性交后 5d 内。

8. IUD 放置术后的健康指导:①术后观察室观察 2h,无异常方可离开;②术后休息 3d,避免重体力劳动 1 周;③术后 2 周内禁止性生活及盆浴,保持外阴清洁;④术后 3 个月每次行经或排便时注意有无 IUD 脱落;⑤IUD 放置后 1 个月、3 个月、6 个月、12 个月各复查 1 次,以后每年复查 1 次,直至取出停用;⑥术后可能有少量阴道出血及下腹不适,若发热、下腹痛及阴道流血量多时,应随时就诊。

9. IUD 避孕的副作用及护理要点:①不规则阴道流血:常发生于放置 IUD 最初 3 个月内。主要表现为经量过多、经期延长和少量点滴出血,一般不需处理,3~6 个月后逐渐恢复。若需药物治疗,可遵医嘱给予止血剂。出血时间长者应补充铁剂,并予以抗生素。若经上述处理无效,应考虑取出 IUD,改用其他避孕方法。②腰腹酸胀感:IUD 与宫腔大小形态不符时,可引起子宫频繁收缩而出现腰腹酸胀感。轻者无须处理,重者应考虑更换合适的节育器。

10. 紧急避孕药的用法:①雌、孕激素复方制剂:现有复方左炔诺孕酮片,含炔雌醇 30μg、左炔诺孕酮 150μg。在无保护性生活后 3d(72h)内即服 4 片,12h 后再服 4 片。②单孕激素制剂:现有左炔诺孕酮片,含左炔诺孕酮 0.75mg。在无保护性生活后 3d(72h)内即服 1 片,12h 后再服 1 片。③抗孕激素制剂:如米非司酮片,在无保护性生活后 120h 内服用 10mg 即可。

11. 缓释避孕药的种类:①皮下埋植剂;②缓释阴道避孕环;③避孕贴片。

12. 外用避孕药具的种类:①阴茎套;②女用避孕套;③外用杀精剂。

13. 经腹输卵管结扎术的术后并发症:①出血或血肿;②感染;③脏器损伤;④输卵管再通。

14. 经腹输卵管结扎术的术后护理要点:①术后密切观察受术者生命体征,评估有无腹痛、内出血或脏器损伤等情况;②除行硬膜外麻醉外,受术者不需禁食,应及早下床活动;③保持伤口敷料干燥、清洁,并注意观察伤口的恢复情况;④鼓励受术者及早排尿;⑤告知受术者术后休息 3~4 周,2 周内禁止性生活。

15. 手术流产发生子宫穿孔的原因:①哺乳期子宫;②瘢痕子宫;③子宫过度倾屈;④子宫畸形;⑤术者技术不熟练。

16. 药物流产的护理要点:①术前应详细询问停经时间、生育史、既往病史及药物过敏史,根据双合诊检查、尿 hCG 检查和 B 型超声检查明确早期宫内妊娠诊断,并进行血常规、出凝血时间以及阴道分泌物常规等检查。协助医师严格核对孕妇药物流产的适应证和禁忌证,签署知情同意书。②关注妇女心理变化,介绍药物流产相关知识,陪伴妇女,减轻思想顾虑。③耐心详细地讲解米非司酮和米索前列醇的使用剂量、次数、用药方法及不良反应等,告知妇女遵医嘱服用药物,切记不可出现漏服、少服或者多服现象,不可提前或推迟服药。④向妇女说明服药后排出胎囊的可能时间,大多数妇女在服药 6h 内会出现阴道少量流血,胎囊随之排出。个别需要更长时间,需密切观察,耐心等待,告知妇女可能会出现阴道流血、小腹下坠感、腹痛等症状。⑤协助妇女如厕,指导妇女使用专用便器或一次性杯收集妊娠排出物。协助医生根据排出物鉴定妊娠囊大小、是否完整。⑥密切观察阴道流血、腹痛等情况,如若流产不全或流产失败协助医生做好清宫准备。⑦嘱妇女药物流产后注意休息,保持外阴清洁,1 个月内禁止性生活及盆浴,预防感染。⑧积极提供系统、规范的"流产后关爱"服务项目,帮助流产后女性选择合适的避孕方法,避免重复流产。

17. 中期引产的术后护理要点:①让受术者尽量卧床休息,防止突然破水;②注意监测受术者生命体征,严密观察并记录宫缩出现的时间和强度、胎心与胎动消失的时间及阴道流血等情况;③产后仔细检查胎盘胎膜是否完整,有无软产道裂伤,若发现裂伤,及时缝合;④胎盘胎膜排出后常规行清宫术;⑤注意观察产后宫缩、阴道流血及排尿情况,若妊娠月份大的产妇引产后出现泌乳,需指导其及时采取回奶措施,保持外阴清洁,预防感染。

18. 药物流产用药方法:①顿服法:用药第 1d 顿服米非司酮 200mg,第 3d 早上口服米索前列醇 0.6mg。

②分服法:米非司酮150mg分次口服,第1d晨服50mg,8~12h后再服25mg,第2d早、晚各服25mg,第3d上午7时再服25mg。于第3d服用米非司酮1h后服米索前列醇0.6mg。每次服药前后至少空腹1h。

19. 放置水囊引产的注意事项:①水囊注水量不超过500ml。②放置水囊后出现规律宫缩时应取出水囊。若出现宫缩乏力,或取出水囊无宫缩,或有较多阴道流血,应静脉点滴缩宫素。③放置水囊不得超过2次。再次放置,应在前次取出水囊72h之后且无感染征象。④放置水囊时间不应超过24h。若宫缩过强、出血较多或体温超过38℃,应提前取出水囊。⑤放置水囊后定时测量体温,特别注意观察有无寒战、发热等感染征象。

四、案例分析

1. (1) 选择宫内节育器避孕。

(2) ①育龄妇女无放置IUD禁忌证,无生育计划。②既往体健,无高血压、糖尿病、生殖道炎症等禁忌证。③口服短效避孕药不良反应重。

(3) ①不规则阴道流血。②腰腹酸胀感。

(4) ①术前向受术者介绍IUD的避孕原理、放置术的目的和过程,舒缓紧张情绪,使其理解并主动配合。②协助医生做好物品准备。③IUD大小的选择:协助医生根据宫腔深度为育龄妇女选择合适的IUD。④术后健康指导:a. 术后观察室观察2h,无异常方可离开;b. 术后休息3d,避免重体力劳动1周;c. 术后2周内禁止性生活及盆浴,保持外阴清洁;d. 术后3个月每次行经或排便时注意有无IUD脱落;e.IUD放置后1个月、3个月、6个月、12个月各复查1次,以后每年复查1次,直至取出停用;f.术后可能有少量阴道出血及下腹不适,若发热、下腹痛及阴道流血量多时,应随时就诊。

2. (1) ①术后密切观察受术者生命体征,评估有无腹痛、内出血或脏器损伤等情况。②除行硬膜外麻醉外,受术者不需禁食,应及早下床活动。③保持伤口敷料干燥、清洁,并注意观察伤口的恢复情况。④鼓励受术者及早排尿。⑤告知受术者术后休息3~4周,2周内禁止性生活。

(2) ①出血或血肿。手术时操作忌粗暴,避免损伤血管,关闭腹腔前仔细检查有无出血。一旦发生出血或血肿,要协助医生采取相应措施。②感染。感染原因为体内原有感染尚未控制,消毒不严或手术操作无菌观念不强。因此,术前要严格掌握手术适应证和禁忌证,术中严格执行无菌操作规程。③脏器损伤。多因手术者操作不熟练、术前未排空膀胱或解剖关系辨认不清所致。一旦发生脏器损伤应立即修补,并注意术后观察。④输卵管再通。主要是由于绝育方法本身缺陷或技术误差引起。操作时手术者思想应高度集中,严防误扎、漏扎输卵管。

(3) ①非孕妇女在月经干净后3~4d为宜。②人工流产或分娩后宜在48h内施术。③中期妊娠终止或宫内节育器取出术后可立即施行。④自然流产待月经复潮后。⑤剖宫产同时可做绝育术。⑥哺乳期妇女或闭经妇女排除早孕后。

3. (1) 可以。

(2) ①顿服法:用药第1d顿服米非司酮200mg,第3d早上口服米索前列醇0.6mg。②分服法:米非司酮150mg分次口服,第1d晨服50mg,8~12h后再服25mg,第2d早、晚各服25mg,第3d上午7时再服25mg。于第3d服用米非司酮1h后服米索前列醇0.6mg。每次服药前后至少空腹1h。

(3) ①术前应详细询问停经时间、生育史、既往病史及药物过敏史,根据双合诊检查、尿hCG检查和B型超声检查明确早期宫内妊娠诊断,并进行血常规、出凝血时间以及阴道分泌物常规等检查。协助医师严格核对孕妇药物流产的适应证和禁忌证,签署知情同意书。②关注妇女心理变化,介绍药物流产相关知识,陪伴妇女,减轻思想顾虑。③耐心详细地讲解米非司酮、米索前列醇的使用剂量、次数、用药方法及不良反应等,告知妇女遵医嘱服用药物,切记不可出现漏服、少服或者多服现象,不可提前或推迟服药。④向妇女说明服药后排出胎囊的可能时间,大多数妇女在服药6h内会出现阴道少量流血,胎囊随之排出。个别需要更长时间,需密切观察,耐心等待,告知妇女可能会出现阴道流血、小腹下坠感、腹痛等症状。⑤协助妇女如厕,指导妇女使用专用便器或一次性杯收集妊娠排出物。协助医生根据排出物鉴定妊娠囊大小、是否完整。⑥密切观察阴道流血、腹痛等情况,如若流产不全或流产失败协助医生做好清宫准备。⑦嘱妇女药物流产后注意休息,保持外阴清洁,1个月内禁止性生活及盆浴,预防感染。⑧积极提供系统、规范的"流产后关爱"服务项目,帮助流产后女性选择合适的避孕方法,避免重复流产。

4.(1)护理:①协助医生严格核对手术适应证和禁忌证;受术者签署知情同意书;做好术前准备。②术中陪伴受术者为其提供心理支持,指导其运用呼吸技巧减轻不适;严密观察,出现异常及时报告医生;配合医生检查吸出物,必要时送病理检查。③术后受术者应在观察室卧床休息1h,注意观察腹痛及阴道流血情况;遵医嘱给予药物治疗;嘱受术者保持外阴清洁,1个月内禁止性生活及盆浴,预防感染;吸宫术后休息2周,若有腹痛及阴道流血增多,随时就诊。④积极实施"流产后关爱"服务,向女性和家属宣传避孕相关知识,帮助流产后女性及时落实科学的避孕方法,避免重复流产。

(2)如无禁忌证,可采用宫内节育器、男用避孕套、口服避孕药物等各种方法。

5.(1)IUD取出术。

(2)注意选择合适的取器时间。其护理要点:①术前向受术者介绍IUD取出术的目的和过程,舒缓紧张情绪,使其理解并主动配合。②协助医生做好物品准备,基本同IUD放置术,将放环器换为取环钩,外加血管钳1把。③术后健康指导:术后休息1d,术后2周内禁止性生活和盆浴,保持外阴清洁;协助妇女落实其他合适的避孕措施。

6.(1)可能出现了人工流产综合反应。

(2)手术时疼痛或局部刺激,使受术者在术中或术毕出现恶心呕吐、心动过缓、心律不齐、面色苍白、头昏、胸闷、大汗淋漓,严重者甚至出现血压下降、昏厥、抽搐等迷走神经兴奋症状。这与受术者的情绪、身体状况及手术操作有关。

(3)护理要点:发现症状应立即停止手术,给予吸氧,一般能自行恢复。严重者可加用阿托品0.5~1mg静脉注射。术前重视精神安慰,术中动作轻柔,吸宫时掌握适当负压,减少不必要的反复吸刮,均能降低人工流产综合反应的发生率。

(何平平)

第二十二章　妇产科常用护理技术

练习题

一、选择题

(一)A1型题

1.有关会阴擦洗的目的**错误**的是
    A.保持会阴及肛门部的清洁　　　B.促进病人的舒适　　　C.预防生殖系统的感染
    D.防止泌尿系逆行感染　　　E.不常用于卧床病人

2.有关会阴湿热敷的作用,描述**不正确**的是
    A.利用热源直接接触患区,可促进局部血液循环
    B.改善组织营养,增强局部白细胞的吞噬作用
    C.加速组织再生和消炎、止痛
    D.有助于改善局部血液循环
    E.出现血肿后应立即行会阴湿热敷,可促血肿消退

3.有关会阴湿热敷的描述,**错误**的是
    A.常用于会阴水肿、伤口硬结及早期感染的病人
    B.热敷面积应为病损面积的1倍
    C.湿热敷的温度一般为41~46℃

D. 注意防止烫伤

E. 会阴伤口红肿可用 95% 酒精湿热敷

4. 萎缩性阴道炎常用的冲洗液是

    A. 2%~4% 碳酸氢钠   B. 1% 醋酸溶液

    C. 1:5 000 高锰酸钾溶液   D. 1:2 000 苯扎溴铵溶液

    E. 1% 乳酸溶液或 0.5% 醋酸溶液

5. 有效治疗外阴阴道假丝酵母菌病的冲洗液是

    A. 1:5 000 高锰酸钾   B. 温开水   C. 1% 乳酸溶液

    D. 2% 碳酸氢钠溶液   E. 0.5% 醋酸溶液

6. 滴虫性阴道炎病人,常选用的阴道冲洗液是

    A. 5:1 000 碘伏液   B. 1:2 000 苯扎溴铵溶液   C. 1% 乳酸溶液

    D. 2%~4% 碳酸氢钠溶液   E. 1:5 000 高锰酸钾溶液

7. 刘某,行会阴左侧切口术后 2h 送回病房休息,护士应告知其

    A. 左侧卧位   B. 右侧卧位   C. 仰卧位

    D. 半卧位   E. 俯卧位

8. 有关阴道和宫颈上药,**不正确**的是

    A. 适用于阴道炎   B. 月经期继续上药   C. 适用于宫颈炎

    D. 上药期间禁止性生活   E. 阴道残端的治疗

9. 下列**不采用**坐浴治疗的情况是

    A. 外阴瘙痒   B. 前庭大腺炎   C. 宫颈炎

    D. 外阴炎   E. 尿道炎

10. 下列**不适于**阴道冲洗的是

    A. 老年性阴道炎   B. 假丝酵母菌阴道炎   C. 会阴有伤口者

    D. 滴虫性阴道炎   E. 阴道流血待查

11. 关于新生儿沐浴,**不正确**的是

    A. 评估新生儿精神状态   B. 触摸头部是否有血肿或异常血管搏动等

    C. 沐浴前喂奶,预防新生儿低血糖   D. 检查脐部无异常出血或分泌物等

    E. 评估全身皮肤情况是否完好无破损

12. 新生儿沐浴的室温和水温为

    A. 22~25℃,水温 30~32℃   B. 22~25℃,水温 38~42℃   C. 25~28℃,水温 38~42℃

    D. 25~28℃,水温 30~32℃   E. 22~25℃,水温 42~48℃

13. 新生儿复苏的关键是

    A. 产前咨询   B. 注意新生儿保暖   C. 肺部有效通气

    D. 快速有效给予药物   E. 准确地胸外按压

14. 一个新生儿正在使用气囊面罩正压人工呼吸,表明正压人工呼吸有效的体征有

    A. 肤色和肌张力改善;自主呼吸;心率增快

    B. 心率快速下降;有胸廓运动;可听及呼吸音

    C. 有自主呼吸;口腔分泌物减少;肌张力减低

    D. 有胸廓运动;胃区可听及声音;肤色改善

    E. 有胸廓运动;口腔分泌物减少;肌张力减低

15. 当正压人工呼吸与胸外按压配合进行时大约每分钟各多少次

    A. 30 次呼吸,90 次按压   B. 40 次呼吸,80 次按压   C. 60 次呼吸,60 次按压

    D. 60 次呼吸,120 次按压   E. 40 次呼吸,120 次按压

（二）A2 型题

1. 初产妇，阴道自然分娩一男婴，体重 3 800g，有会阴侧切伤口，因产后尿潴留，行导尿术。护士为该病人进行会阴护理时，下列**错误**的是

   A. 留置导尿管应注意保持尿管通畅

   B. 注意观察会阴部及伤口周围组织有无红肿、分泌物

   C. 先擦洗有伤口感染者

   D. 每次擦洗后，护理人员应洗净双手

   E. 取膀胱截石位

2. 护士为产钳术后的产妇进行会阴擦洗，下列会阴擦洗方法**错误**的是

   A. 病人排空膀胱，取膀胱截石位　　　　　B. 注意为病人遮挡、保暖

   C. 第 1 遍顺序为自下而上、自内向外　　　D. 第 2 遍顺序以伤口为中心

   E. 注意最后擦洗肛周及肛门

3. 某女士，患有宫颈糜烂，门诊护士为该病人介绍阴道、宫颈上药的方法，**应除外**

   A. 纳入药片法　　　　　　　　　　　　　B. 凡用棉球填塞者必须嘱病人 36h 取出棉球

   C. 涂擦法　　　　　　　　　　　　　　　D. 喷洒法

   E. 上药前可做阴道冲洗

4. 某女士，患有宫颈糜烂，门诊护士用带有尾线的宫颈棉球浸蘸药液后，塞压至宫颈处，治疗结束后，嘱病人局部宫颈部棉球取出的时间为

   A. 1~2h　　　　　　　　B. 8~10h　　　　　　　　C. 12~24h

   D. 26~48h　　　　　　　E. 50~72h

5. 护士为病人进行坐浴指导，其护理内容**不包括**

   A. 坐浴溶液应严格按照比例配制　　　　　B. 经期、阴道流血、产后 7d 内禁止坐浴

   C. 患有外阴炎的孕妇可行坐浴治疗　　　　D. 病人排空膀胱后全臀及外阴浸泡于溶液中

   E. 坐浴时间每次持续约 20min

6. 会阴缝合术后护理**错误**的是

   A. 观察至产后 1h，检查无异常，送病房休息

   B. 水肿者可行 50% 硫酸镁或 95% 乙醇湿敷，每日 2 次

   C. 有感染征象者，予以清创缝合，应用抗生素。

   D. 有硬结者，行局部理疗、热敷、封闭治疗，每日 1 次

   E. 阴道壁血肿者根据血肿大小，采取局部冷敷、切开清除积血、缝合止血

（三）A3 型题

（1~3 题共用题干）

某女士，45 岁，B 超发现子宫肌瘤 5 年，末次月经延长至 26d，因子宫肌瘤收入院准备手术，今日拟在腰麻下行全子宫切除术。

1. 护士为其进行阴道冲洗时病人的体位是

   A. 膀胱截石位　　　　　　B. 头高脚低位　　　　　　C. 侧卧位

   D. 平卧位　　　　　　　　E. 半卧位

2. 护士为该病人选择的阴道冲洗液是

   A. 2%~4% 碳酸氢钠溶液　　B. 1% 乳酸溶液　　　　　C. 0.5% 醋酸溶液

   D. 0.02% 碘伏溶液　　　　　E. 4% 硼酸溶液

3. 阴道冲洗液的水温为

   A. 10℃左右　　　　　　　B. 20℃左右　　　　　　　C. 30℃左右

   D. 40℃左右　　　　　　　E. 50℃左右

（4~5题共用题干）

某女士，阴道自然分娩，产后第1d，会阴伤口水肿，护士拟为病人做会阴湿热敷。

4. 最常选用的药液是

    A. 硫酸镁　　　　　　　B. 碳酸氢钠　　　　　　C. 高锰酸钾

    D. 醋酸　　　　　　　　E. 硼酸

5. 会阴湿热敷溶液的温度及硫酸镁浓度下列正确的是

    A. 35~37℃、50%硫酸镁　　B. 41~46℃、50%硫酸镁　　C. 35~37℃、40%硫酸镁

    D. 41~46℃、40%硫酸镁　　E. 35~37℃、20%硫酸镁

（6~7题共用题干）

某女士，23岁，未婚，患有外阴炎症，拟进行坐浴治疗，门诊护士为该病人进行治疗指导。

6. 一般坐浴时间为

    A. <5min　　　　　　　B. 10min左右　　　　　C. 20min左右

    D. 40~50min　　　　　　E. >50min

7. 坐浴中热浴的水温宜为

    A. 60℃左右　　　　　　B. 50℃左右　　　　　　C. 40℃左右

    D. 30℃左右　　　　　　E. 20℃左右

（8~10题共用题干）

王某，孕40周，经产妇，以规律宫缩入院，入院B超显示LOA单活胎，脐带绕颈两周。

8. 新生儿娩出后，护士评估其是否需要复苏时的四个问题是

    A. 单胎分娩？羊水清？有呼吸和哭声？脐带有三条血管？

    B. 足月妊娠？羊水清？有呼吸和哭声？肌张力好？

    C. 低出生体重？羊水清？有呼吸和哭声？肤色红润？

    D. 温暖？羊水清？有呼吸和哭声？母乳喂养？

    E. 足月妊娠？羊水清？有呼吸和哭声？母乳喂养？

9. 如果I度羊水污染，出生后表现为面色苍白和肌张力差首先应

    A. 刺激新生儿呼吸　　　　B. 常压给氧　　　　　　C. 新生儿气管内吸引

    D. 开始正压人工呼吸　　　E. 脐静脉给药

10. 如果新生儿呼吸暂停，对吸引、擦干及背部摩擦无反应，下一个合适的措施是

    A. 评估新生儿是否足月　　B. 常压给氧　　　　　　C. 新生儿气管内吸引

    D. 开始正压人工呼吸　　　E. 脐静脉给药

二、简答题

1. 简述会阴擦洗/冲洗的适应证。

2. 简述会阴切开缝合术后的护理要点。

3. 简述新生儿沐浴的护理要点。

4. 简述坐浴的护理要点。

三、案例分析

产妇，26岁，G_2P_1，孕38周，会阴常规消毒下阴道分娩一3750g活女婴，产程顺利，胎盘胎膜娩出完整，会阴I度裂伤行皮内缝合术。现为产后第1d，查体：腹软，子宫底位于脐下2指，恶露色红、量少，会阴缝合处侧切口略红，会阴轻度肿胀，产妇自诉会阴缝合处疼痛。

请思考：

1. 护士应给予该产妇何种妇产科常见护理技术？

2. 护士实施该护理技术的护理要点是什么？

参考答案

一、选择题

（一）A1 型题

1. E　　2. E　　3. B　　4. E　　5. D　　6. C　　7. B　　8. B　　9. C　　10. E

11. C　　12. C　　13. C　　14. A　　15. A

（二）A2 型题

1. C　　2. C　　3. B　　4. C　　5. C　　6. A

（三）A3 型题

1. A　　2. D　　3. D　　4. A　　5. B　　6. C　　7. C　　8. B　　9. C　　10. D

二、简答题

1. （1）妇科或产科手术后，留置导尿管者。

（2）会阴手术后病人。

（3）产后会阴有伤口者。

（4）长期卧床病人。

（5）急性外阴炎病人。

2. （1）观察至产后 2h，检查无异常，送病房休息。

（2）擦洗会阴，每日 2 次，同时观察伤口是否有水肿、阴道壁血肿、硬结及感染征象并评估疼痛情况，鼓励产妇向健侧侧卧，减少恶露对伤口的污染。①水肿者可行 50% 硫酸镁或 95% 乙醇湿敷，每日 2 次。②阴道壁血肿者根据血肿大小，采取局部冷敷、切开清除积血、缝合止血及填塞压迫等不同方法进行处理。③有硬结者，行局部理疗、热敷、封闭治疗，每日 1 次。④有感染征象者，予以清创缝合，应用抗生素。

3. （1）遇头部血肿、难产（产钳、头吸、臀牵引）者，可观察 24h 后再行沐浴，重症新生儿病情稳定后再沐浴。

（2）初次沐浴用物应单独清洁、消毒，做到一人一巾，每天更换衣衫。

（3）严格区分沐浴前与沐浴后区域，有感染的新生儿应最后处理，用物单独消毒，并使用专用沐浴池。

（4）操作者动作轻柔，严格遵循洗手制度，预防交叉感染。

（5）冲洗时耳部向前折叠，防止水溅入口鼻、耳、眼内。

（6）沐浴同时对全身情况进行评估，发现异常及时处理并记录。

（7）沐浴时注意与新生儿进行目光及语言交流。

4. （1）月经期妇女、阴道流血者、孕妇及产后 7d 内的产妇禁止坐浴。

（2）坐浴溶液应严格按比例配制，浓度过高容易造成黏膜烧伤，浓度太低影响治疗效果。

（3）水温适中，不能过高，以免烫伤皮肤。

（4）坐浴前先将外阴及肛门周围擦洗干净。

（5）坐浴时需将臀部及全部外阴浸入药液中。

（6）注意保暖，以防受凉。

三、案例分析

1. 会阴湿热敷

2. （1）会阴湿热敷应该在会阴擦洗、清洁外阴局部伤口的污垢后进行。

（2）湿热敷的面积应是病损范围的 2 倍。

（3）温度一般为 41~46℃对休克、虚脱、昏迷及手术后感觉不灵敏的患者应特别注意，防止烫伤。

（4）在会阴湿热敷过程中，应随时评价效果，并为患者提供生活护理。

（秦春香）

第二十三章 妇产科诊疗及手术病人的护理

练习题

一、名词解释

1. 宫颈活组织检查

2. 诊断性刮宫

3. 分段诊断性刮宫

4. 经阴道后穹隆穿刺术

二、选择题

(一) A1 型题

1. 目前宫颈癌最常用的筛查方法是

    A. 阴道涂片　　　　　　　　B. 子宫颈刮片　　　　　　　C. 子宫颈刷片

    D. 局部活组织检查　　　　　E. 诊断性锥切

2. 生殖道细胞学检查阴道涂片的取材部位在

    A. 阴道上 1/3 段前壁　　　B. 阴道上 1/3 段后壁　　　C. 阴道上 1/3 段侧壁

    D. 阴道下 1/3 段前壁　　　E. 阴道下 1/3 段侧壁

3. 阴道宫颈细胞学检查的**禁忌证**为

    A. 输卵管肿瘤　　　　　　　B. 宫颈炎症　　　　　　　　C. 月经期

    D. 宫颈肿瘤　　　　　　　　E. 卵巢肿瘤

4. 关于 TBS 分类法描述**不正确**的是

    A. 使细胞学诊断与组织病理学术语一致　　　B. 不是以级别表示细胞改变的程度

    C. 内容不包括对标本满意度的评估　　　　　D. 内容包括描述有关发现,做出诊断

    E. 内容包括对细胞形态特征的描述性诊断

5. 下列**不属于**高危型 HPV 的是

    A. HPV6　　　　B. HPV16　　　　C. HPV18　　　　D. HPV33　　　　E. HPV52

6. 宫颈活检的护理要点,正确的是

    A. 月经期不宜检查,月经前期可行检查　　　B. 生殖器急性炎症在积极抗感染下行检查

    C. 在碘着色区域钳取宫颈组织留检　　　　　D. 术后 24h 后患者自行取出阴道纱布

    E. 术后禁性生活和盆浴 2 周

7. 腹腔穿刺放腹水的总量,一次**不应**超过

    A. 1 000ml　　　B. 2 000ml　　　C. 3 000ml　　　D. 4 000ml　　　E. 5 000ml

8. 胎头吸引术助产**不应**超过

    A. 1 次　　　　B. 2 次　　　　C. 3 次　　　　D. 4 次　　　　E. 5 次

9. 产钳术**不必要**的物品准备是

    A. 产钳　　　　　　　　　　B. 接产包　　　　　　　　　C. 消毒导尿管

    D. 外阴消毒用品　　　　　　E. 阴道检查包

10. 诊断子宫内膜异位症的金标准方法是

    A. 剖腹探查　　　　　　　　B. 经阴道后穹隆穿刺术　　　C. 宫腔镜

    D. 阴道镜　　　　　　　　　E. 腹腔镜

(二) A2 型题

1. 宫颈涂片检查,若视野中以鳞状上皮表层细胞居多,基本上无底层细胞,最常见于
   A. 幼女 B. 青春期少女 C. 育龄期妇女
   D. 绝经过渡期妇女 E. 老年妇女

2. 关于宫颈活组织检查取材部位,**错误**的是
   A. 宫颈外口鳞 - 柱交界 B. 特殊病变处
   C. 时钟位置 3 点、6 点、9 点、12 点 4 处 D. 在阴道镜指导下取材
   E. 碘溶液着色区域取材

3. 患者女,34 岁,因接触性阴道流血入院就诊,下列可行宫颈活组织检查的情况是
   A. 生殖道急性炎症 B. 血液病有出血倾向 C. 月经期
   D. 尖锐湿疣 E. 妊娠期

4. 患者在行宫颈活组织检查后,护士向其告知术后护理要点,**错误**的是
   A. 保持会阴部清洁 B. 24h 后自行取出阴道纱布
   C. 若出现大量阴道流血,应及时就诊 D. 术后即可行阴道灌洗
   E. 术后 1 个月内禁止性生活

5. 王女士,32 岁,已婚已育,宫颈细胞学检查多次为高级别鳞状上皮内病变,而宫颈活检为低级别鳞状上皮内病变,进一步诊疗是
   A. 定期复查 B. 阴道镜检查 C. 宫颈活组织检查
   D. 诊断性子宫颈锥形切除术 E. 全子宫切除术

6. 刘女士,已婚,停经 45d,突然出现阴道少量出血伴下腹疼痛,疑似输卵管妊娠破裂,最适宜做的诊断性检查是
   A. 宫腔镜检查 B. 阴道镜检查 C. B 型超声检查
   D. 尿妊娠试验 E. 经阴道后穹窿穿刺

7. 张女士,32 岁初产妇,足月妊娠临产。宫口开全已 2h 10min,S^{+3},宫缩持续 40s,间隔 3min,胎心率基线 170 次 /min,持续 10min,加大氧流量后不缓解,产妇自主用力差,明显疲乏,应采取的措施是
   A. 小剂量应用缩宫素 B. 继续观察等待 C. 行剖宫产术
   D. 行产钳术 E. 会阴正中切开

8. 护理人员配合医生行胎头吸引术,电动负压吸引器负压应控制在
   A. 150~300mmHg B. 200~350mmHg C. 250~400mmHg
   D. 300~450mmHg E. 350~500mmHg

9. 张女士刚在门诊接受了宫颈锥形切除术,你应告知其术后到门诊探查宫颈管的时间是
   A. 术后 2 周 B. 术后 3 周 C. 术后 4 周
   D. 术后 5 周 E. 术后 6 周

10. 王女士,35 岁,已婚已育,因经间期出血来院就诊,医生疑为子宫内膜不规则脱落,你应告知患者来门诊刮宫的时间是在
    A. 月经前 1 周 B. 月经前 1d C. 月经来潮 1~2d
    D. 月经来潮 5~6d E. 月经干净 1 周

11. 不孕症患者周女士,咨询做诊断性刮宫检查,你应告知其检查的适宜时间为
    A. 月经干净后 1~3d B. 月经干净后 7d C. 月经来潮后 12h 内
    D. 月经来潮 5~6d E. 下次月经来潮前 14d

12. 产妇李某,胎儿分娩 30min,阴道流血量较多,无胎盘剥离征象,此时应采取的适宜措施是
    A. 肌注缩宫素 B. 牵拉脐带 C. 按摩子宫
    D. 手取胎盘 E. 切除子宫

13. 王女士正在应用性激素治疗,若欲行诊断性刮宫进而了解其卵巢功能,你应告知其术前停用性激素至少达

    A. 3d   B. 1 周   C. 2 周

    D. 3 周   E. 1 个月

14. 杨某,子宫下段剖宫产术后 24h,一直未排气,自觉腹胀,护士询问发现其术后一直卧床休息,查体腹部切口无渗出,子宫硬,为缓解杨某症状,应采取的最佳措施是

    A. 给予口服促进胃肠蠕动药物   B. 立即导尿

    C. 帮助其离床活动   D. 腹部热敷

    E. 嘱其进热食

(三) A3 型题

(1~2 题共用题干)

28 岁初产妇,足月妊娠临产,宫口开全 2h,S^{+3},宫缩持续 1min,间歇 1min,胎心率基线 110 次 /min,持续 10min,加大氧流量后不缓解,产妇自主用力差,明显疲乏。

1. 应采取的措施是

    A. 小剂量应用缩宫素   B. 大剂量应用缩宫素   C. 继续观察等待

    D. 行产钳术   E. 行剖宫产术

2. 在新生儿护理中**错误**的是

    A. 新生儿应静卧 24h   B. 24h 后方可给新生儿洗头

    C. 注射维生素 K$_1$ 防止出血   D. 注意观察新生儿的面色和肌张力

    E. 密切观察头皮产瘤大小和位置

(四) A4 型题

(1~2 题共用题干)

31 岁女性,婚后夫妻关系良好,3 年未孕,拟做输卵管通畅检查

1. 关于护理配合**错误**的是

    A. 术前告知其月经干净 3~7d 来检查   B. 术前告知其检查前 3d 内禁止性生活

    C. 术中采用低温生理盐水以防止出血   D. 术后 2 周内禁止盆浴

    E. 术后遵医嘱应用抗生素

2. 若行子宫输卵管造影术,应用 40% 碘化油造影剂,再次拍摄盆腔平片时间应在注入造影剂后

    A. 4h   B. 8h   C. 12h

    D. 18h   E. 24h

(3~5 题共用题干)

刘护士在为病人行阴道后穹窿穿刺时,针头已穿过阴道壁,感到落空感,此时

3. 进针深度为

    A. 0.5~1.0cm   B. 1.0~2.0cm   C. 2.0~3.0cm

    D. 3.0~4.0cm   E. 4.0~5.0cm

4. 进针后若未抽出液体,**错误**的做法是

    A. 适当改变穿刺针方向   B. 适当调整进针深度   C. 缓慢边退针边抽吸

    D. 借助于超声引导   E. 换大号穿刺针重新穿刺

5. 若未抽出不凝血液,**错误**的考虑是

    A. 排除异位妊娠   B. 血肿位置较高   C. 血肿与周围组织粘连

    D. 内出血量较少   E. 穿刺针未达血肿部位

(6~8 题共用题干)

吴女士,36 岁,非近亲结婚,现妊娠 12 周,家族中曾有遗传病患儿出生,夫妇担心胎儿异常,前来就医。

6. 若吴女士要进行出生缺陷儿产前检查,下列可选择的时间是

    A. 妊娠 2~4 周   B. 妊娠 6~8 周   C. 妊娠 10~12 周

    D. 妊娠 13~15 周   E. 妊娠 16~18 周

7. 若检查发现胎儿异常,需要引产,宜在

    A. 妊娠 12 周   B. 妊娠 14 周   C. 妊娠 20 周

    D. 妊娠 30 周   E. 妊娠 35 周

8. 引产过程中,若在穿刺或拔针前后,孕妇出现呼吸困难、发绀等情况,应考虑

    A. 孕妇哮喘病发作   B. 孕妇心脏病发作   C. 胎盘早剥

    D. 羊水栓塞   E. 胎膜早破

三、简答题

1. 简述 TBS 对细胞形态特征的描述性诊断内容。

2. 简述生殖道细胞学检查的临床意义。

3. 简述宫腔镜检查的禁忌证。

4. 简述腹腔镜检查的主要并发症。

5. 简述剖宫产术的手术方式种类,最常用的是哪一种?

四、案例分析

1. 李女士,44 岁,1-1-1-2,采用避孕套避孕,近半年偶有接触性出血,宫颈刮片结果为不典型鳞状上皮细胞性质未定。

请思考:

(1) 你建议李女士应进一步做的检查项目及理由。

(2) 写出李女士上述检查后的护理要点。

2. 张某,曾做过两次人工流产,现胎儿娩出 30min,胎盘尚未娩出,检查宫底平脐,在产妇耻骨联合上方轻压子宫下段时,外露的脐带随宫体上升而回缩,阴道出血量多。

请思考:

(1) 说明可能的初步的临床诊断及依据。

(2) 叙述胎盘完全剥离的主要征象。

(3) 列举应采取的主要诊疗措施。

参考答案

一、名词解释

1. 宫颈活组织检查:简称宫颈活检,是自宫颈病变处或可疑部位取小部分组织进行病理学检查。

2. 诊断性刮宫:简称诊刮,通过刮取子宫内膜和内膜病灶行活组织检查,做出病理学诊断。

3. 分段诊断性刮宫:进行诊断性刮宫时,如怀疑同时有宫颈管病变时,对宫颈管和宫腔分别进行诊刮。

4. 经阴道后穹窿穿刺术:是用穿刺针经阴道后穹窿刺入直肠子宫陷凹处,抽取积血、积液、积脓进行肉眼观察及生物化学、微生物学和病理检查的方法。

二、选择题

(一) A1 型题

1. C   2. C   3. C   4. C   5. A   6. D   7. D   8. B   9. E   10. E

(二) A2 型题

1. C   2. E   3. D   4. D   5. D   6. E   7. D   8. D   9. E   10. D

11. C   12. D   13. E   14. C

(三) A3 型题

1. D   2. B

（四）A4 型题

1. C   2. E   3. C   4. E   5. A   6. E   7. C   8. D

三、简答题

1. TBS 分类法细胞形态特征的描述性诊断内容包括：①良性细胞学改变：包括感染及反应性细胞学改变。②鳞状上皮细胞异常：包括无明确诊断意义的不典型鳞状上皮细胞、不能排除高级别鳞状上皮内病变不典型鳞状细胞、鳞状上皮细胞内病变（分低度、高度）和鳞状细胞癌。③腺上皮细胞异常：包括不典型腺上皮细胞、腺原位癌和腺癌。④其他恶性肿瘤细胞。

2. 女性生殖道脱落细胞检查的意义有：①不明原因闭经。②无排卵性异常子宫出血和黄体功能不足性异常子宫出血。③流产。④生殖道感染性疾病。⑤妇科肿瘤的筛查。

3. 宫腔镜检查的禁忌证包括：①严重心肺功能不全及其他不能耐受手术者。②急性、亚急性生殖道感染。③宫颈瘢痕、宫颈裂伤或松弛者、近 3 个月内有子宫手术或子宫穿孔史者为相对禁忌证。

4. 腹腔镜检查的主要并发症包括：①血管损伤；②脏器损伤；③与气腹相关的并发症；④其他术后并发症，如穿刺口不愈合等。

5. 剖宫产术的手术方式种类包括：①子宫下段剖宫产术；②子宫体部剖宫产术；③腹膜外剖宫产术；④新式剖宫产术。目前临床上最常用的剖宫产术式是子宫下段剖宫产术。

四、案例分析

1. （1）阴道镜。理由：有接触性出血，宫颈刷片结果为不典型鳞状上皮细胞性质未定。通过阴道镜可在放大 10~40 倍情况下，观察肉眼看不到的微小病变，并可在可疑部位进行活检送病理，进一步确诊。

（2）注意观察阴道流血；保持会阴部清洁；禁止性生活 2 周；禁止盆浴 2 周。

2. （1）可能的初步诊断为粘连或植入性胎盘，依据有：胎儿娩出 30min，胎盘尚未娩出；检查未见胎盘完全剥离征象；阴道出血量多；既往曾有过两次流产，易发生胎盘粘连。

（2）胎盘剥离的主要征象：①宫体变硬呈球形，宫底上升达脐上；②阴道口外露的一段脐带自行延长；③阴道少量流血；④用手掌尺侧在产妇耻骨联合上方轻压子宫下段时，宫体上升而外露的脐带不回缩。

（3）应采取的主要诊疗措施包括徒手剥离胎盘，若剥离确实困难，不可强行剥离，应考虑胎盘植入，做好术前准备，行子宫切除术。

（刘　巍）

参考文献

[1] 安力彬,陆虹.妇产科护理学[M].7版.北京:人民卫生出版社,2022.

[2] 陆虹,安力彬.妇产科护理学实践与学习指导[M].北京:人民卫生出版社,2017.